广东省护理学会静脉治疗护理专业委员会资助出版

静脉治疗专科护理手册

（管理篇）

JINGMAI ZHILIAO
ZHUANKE HULI SHOUCE （GUANLI PIAN）

主　编　陈利芬　何佩仪　王海英

静脉治疗专科护理系列
主编　陈利芬

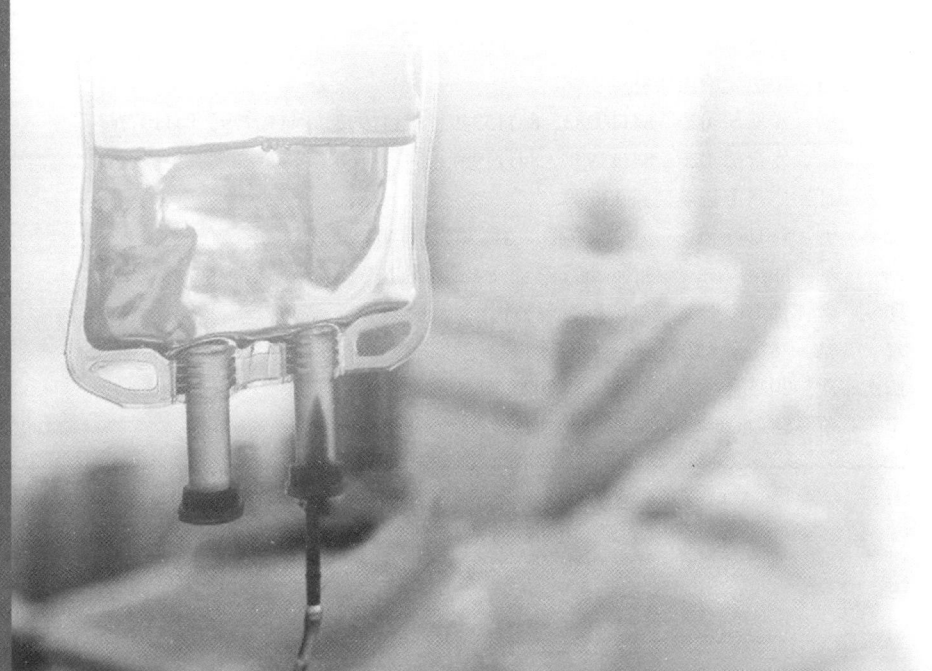

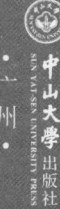

版权所有　翻印必究

图书在版编目（CIP）数据

静脉治疗专科护理手册. 管理篇／陈利芬，何佩仪，王海英主编. -- 广州：中山大学出版社，2025.4.（静脉治疗专科护理系列／陈利芬主编）. -- ISBN 978-7-306-08367-8

Ⅰ. R457.2-62

中国国家版本馆 CIP 数据核字第 2024UW1878 号

出　版　人：	王天琪
策划编辑：	鲁佳慧
责任编辑：	罗永梅
封面设计：	曾　斌
责任校对：	梁嘉璐
责任技编：	靳晓虹
出版发行：	中山大学出版社
电　　话：	编辑部 020-84110283，84113349，84111997，84110779，84110776
	发行部 020-84111998，84111981，84111160
地　　址：	广州市新港西路 135 号
邮　　编：	510275　　　传　真：020-84036565
网　　址：	http://www.zsup.com.cn　E-mail:zdcbs@mail.sysu.edu.cn
印　刷　者：	佛山市浩文彩色印刷有限公司
规　　格：	787mm×1092mm　1/16　11.75 印张　287 千字
版次印次：	2025 年 4 月第 1 版　2025 年 4 月第 1 次印刷
定　　价：	58.00 元

如发现本书因印装质量影响阅读，请与出版社发行部联系调换

编写委员会

主编　陈利芬　何佩仪　王海英
编者　（按姓氏笔画排序）
　　　于　瑞（中山大学附属第一医院）
　　　卫建宁（广州市第一人民医院）
　　　王乔凤（中山大学附属第三医院）
　　　王海英（中山大学附属第一医院）
　　　王彩芳（广州医科大学附属清远医院）
　　　冯海茹（武汉市中心医院）
　　　李　佳（中山大学肿瘤防治中心）
　　　李丹萍（中山大学附属第一医院）
　　　李丽香（佛山市第一人民医院）
　　　李晓辉（梅州市人民医院）
　　　李雅清（中山大学附属第一医院）
　　　杨玉红（中山大学附属第一医院）
　　　吴胜菊（广州中医药大学第一附属医院）
　　　吴碧芳（南方医科大学第三附属医院）
　　　何佩仪（广州市第一人民医院）
　　　余红春（广东省人民医院）
　　　陈北秀（广州医科大学附属清远医院）
　　　陈进英（中国人民解放军南部战区总医院）
　　　陈利芬（中山大学附属第一医院）
　　　陈惜遂（汕头大学医学院第一附属医院）
　　　陈影洁（中山市人民医院）
　　　范育英（中山大学肿瘤防治中心）
　　　林嘉旋（中山大学附属第三医院）
　　　周雪贞（中山大学孙逸仙纪念医院）
　　　周雪梅（中山大学附属第一医院）

屈盈莹（中山大学孙逸仙纪念医院）
胡艳群（南方医科大学珠江医院）
黄果花（暨南大学附属第一医院）
龚小华（中山大学附属第五医院）
梁仁瑞（湛江中心人民医院）
梁熙德（广州医科大学附属第一医院）
彭利芬（中山大学附属第一医院）
程惠芳（广州医科大学附属第三医院）
樊　帆（中山大学孙逸仙纪念医院）
黎锦燕（中山大学附属第一医院）

作者简介

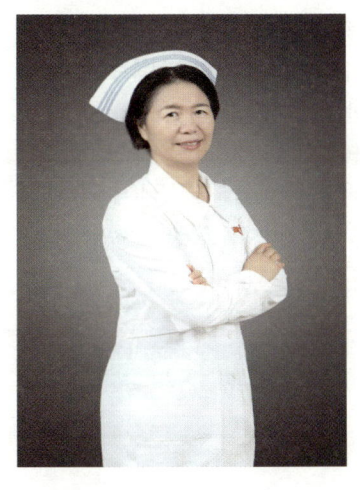

陈利芬 主任护师,硕士,硕士研究生导师、中山大学护理学院菁英导师。中山大学附属第一医院护理部原副主任,担任中华护理学会静脉输液治疗护理专业委员会副主任委员,广东省护理学会静脉治疗护理专业委员会主任委员,广东省护士协会肿瘤护理分会副会长等。长期从事临床护理实践及教学、护士培训和管理工作。在静脉治疗护理、肿瘤护理、外科护理、护理教育、专科护士培训方面有较深入的研究和丰富的工作经验。主持省、校、院级科研项目24项,撰写科研论文128篇,主编或参编专著18部,主编或参编静脉治疗相关指南、规范10余项。荣获广东省杰出护理工作者、优秀本科及研究生教育工作者等称号,在国家级核心期刊发表的论文入选"2024中国知网高被引学者"TOP1%名单。

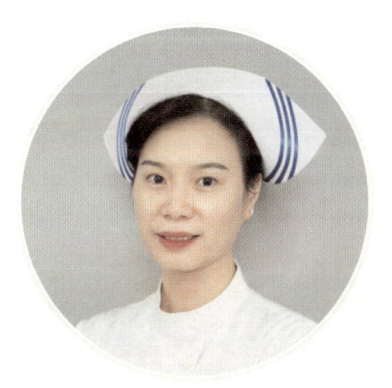

何佩仪 主任护师,广州市第一人民医院肿瘤科原护士长、静脉输液治疗小组组长。首届赴港肿瘤专科护士,广东省护理学会静脉治疗专科护士。现任中华护理学会静脉输液治疗专业委员会专家库成员、广东省护理学会静脉治疗专业委员会副主任委员。从事临床护理工作36年,对肿瘤护理、静脉输液治疗护理有较深入的研究及丰富的临床实践经验,长期致力于静脉治疗相关技术研究、教学培训、科研设计与管理工作。主持或参与国家、省市级科研课题共5项,在专业期刊上发表论文30余篇,作为副主编及参编、参译静脉治疗相关专著4部,参与撰写国家级专家共识1项,参编省级静脉治疗相关共识、指南4项,承担和参与国家级、省市级继续教育项目30余项,获市级科技创新发明奖3项。荣获广东省优秀护士、"独门绝活"及"妙手仁心"护士等荣誉称号。

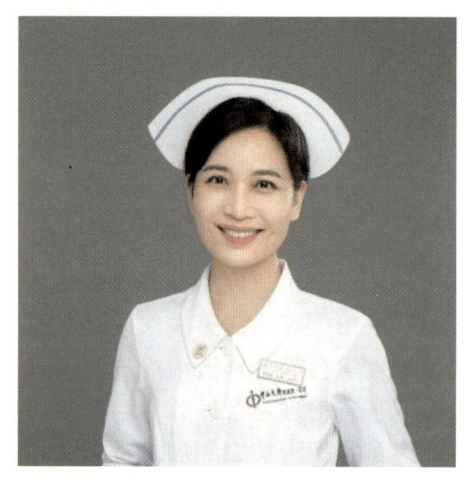

王海英 副主任护师,中山大学附属第一医院肝外科护士长。担任中华护理学会静脉输液治疗专业委员会专家库成员,广东省护理学会静脉治疗专业委员会副主委,广东省老年保健协会肝癌 MDT 专业委员会第一届副主任委员,广东省肝脏病学会护理与社区管理专业委员会常务委员。从事护理工作 32 年,担任护士长 17 年,对肝胆胰外科围手术期护理及静脉治疗护理专科有丰富的临床护理实践经验。在护理核心期刊发表论文 20 余篇,发明实用新型专利 2 项,参与编写护理专著 9 本,连续多年主持或参与国家级及省级静脉治疗相关继续教育项目 5 项,参与省级、校级护理科研项目 3 项。

序

目前,护理专业正处于政策改革、教育优化与高科技赋能的快速发展阶段,护理专业也逐渐呈现出专科化、多元化和智能化趋势。《"十四五"全国护理事业发展规划(2021—2025年)》提出:构建优质高效服务体系,重点应对老龄化和慢性病管理需求,静脉治疗专科护理顺应政策和学科发展潮流,为满足人民健康需求提供专业服务。质量管理是保证静脉治疗专科护理向专业化、精准化发展的关键,也为越来越多的专业相关新理论、新知识、新技术的运用提供了有利保障。目前,静脉治疗专科护理的职能也从单纯的临床护理患者延伸到预防疾病、维护健康及健康教育等更广阔的领域。这既是新时代环境下静脉治疗专科护理人员所面临的挑战,也是静脉治疗专科护理本身专业发展的需求。

中共中央办公厅、国务院办公厅印发的《关于进一步完善医疗卫生服务体系的意见》强调加强科学管理,压实责任,推进管理精细化。护理人员是健康服务系统中的重要一员,也是卫生保健的重要力量。每一位护理人员都是管理者,加强静脉治疗专科护理管理方面的学习与培训,对提升专业人员的护理服务能力至关重要。本书在国家颁发的《静脉治疗护理技术操作规范》(WS/T 433—2023)和2024年美国输液护理学会组织修订的《输液治疗实践标准》的基础上,结合本专业国内外最新管理经验和研究成果,集中了广东省优秀静脉治疗护理专家及骨干的经验和智慧,详细、全面地介绍了静脉治疗护理专科专业组织管理与团队建设、相关管理制度、静脉导管护理门诊安全管理、护理质量与持续改进、用药安全与静脉治疗、感染控制与职业防护、静脉治疗领域的卫生经济学应用等方面。本书内容详细、重点突出、言简意明、条理清晰、查阅方便、利于记忆、实用性强。本书能很好地帮助静脉治疗护理专业初学者清晰地理解该专科护理管理知识,并按照书中指引解决临床管理问题。对于静脉治疗护理方面的专业人员而言,本书能够带给他们更多的管理新理念、新知识、新方法,有助于转变观念,也能够为促进护理管理科研创新提供思路。

希望本书能够作为临床护理人员在静脉治疗专科护理管理方面提供指导,帮助临床护理人员解决临床管理问题;提高护理人员的静脉治疗护理管理理论水平,提升管理能力,进而提高静脉治疗护理管理质量,提高护理人员职业价值感和护理学科独立性;同时也能够对静脉治疗专科的发展起到一定的推动作用,为护理事业的发展做出贡献。

第六、第七届广东省护理学会理事长　张振路
2025年3月20日

前　言

静脉治疗是疾病治疗中最常用、最有效的临床治疗手段之一。静脉治疗经过近500年的发展，在理论、技术、工具和设备等方面均取得了长足的进步，在患者治疗中发挥着不可替代的作用。随着医学科学和医疗技术的发展，输液工具不断推陈出新，并迅速在临床上被使用和普及。静脉治疗相关的输液工具已从单纯的头皮针发展到了留置针、经外周静脉穿刺的中心静脉导管、中心静脉导管、静脉输液港及其他附加装置等。静脉治疗是一项侵入性操作，存在较多的风险和不安全因素。因此，任何环节处理不当，就有可能出现不良事件、职业暴露等，对患者和护理人员造成伤害，严重者甚至危及生命。

静脉治疗护理是临床护理人员的重要工作内容。据文献报道，护理人员需要为70%~80%的住院患者进行静脉治疗，尤其是输液治疗。静脉治疗专业快速发展，而相关专业教育及培训未能普及，相关的参考书籍也较少，且存在实操性不强等不足，导致临床护理人员存在缺乏临床思维和解决临床实际问题的能力。因此，广东省护理学会静脉治疗护理专业委员会组织静脉治疗护理骨干编写静脉治疗专科护理系列丛书，包括基础篇、管理篇和案例篇，其中，《静脉治疗专科护理手册（管理篇）》重点介绍专业组织管理与团队建设、相关管理制度、静脉导管护理门诊安全管理、护理质量与持续改进、用药安全与静脉治疗、感染控制与职业防护、静脉治疗领域的卫生经济学应用等内容。该书紧贴临床实践，内容全面，图文并茂，涵盖了当前临床上静脉治疗专科护理管理常用的新理念、新理论、新技术、新方法。本书遵循"人人都是患者静脉治疗护理安全的管理者"的理念，着重介绍了静脉治疗临床实际与患者安全等管理要点、难点，旨在培养护理人员的临床管理思维方式与能力，为制定更科学的临床实践流程、管理制度等提供指导，从而帮助管理者和临床一线护理人员为患者提供精准的、高质量的专科护理服务，保证患者的护理安全。

本书凝聚了众多优秀静脉治疗护理专业人员的智慧和心血，临床一线的静脉治疗专科护理人员、管理人员和科研人员共同参与编写、讨论、审核、校对，并进行了反复论证与修改，力求观点鲜明、证据充分、论证严谨，语言简洁易懂，为读者提供高质量的静脉治疗护理参考图书。为了精益求精，本书的编写组还邀请药理学、护理管理学等静脉治疗专科相关的专家予以专业指导，各领域的专家从不同的专业角度为本书提供了大量的意见和建议。希望本书能够为护理人员的静脉治疗方面的学习提供帮助，也诚挚地希望各位读者朋友对本书提出更好的意见和建议。最后，在此对为本书的编写提供帮助的各位专家、学者表示衷心的感谢！

广东省护理学会静脉治疗护理专业委员会主任委员　陈利芬
2024年12月6日

目　　录

第一章　静脉治疗专业的组织管理与团队建设	1
第一节　静脉治疗专业的组织管理	1
第二节　静脉治疗护理专业团队的建设	6
第三节　国内外静脉治疗小组的现状与发展	9
第四节　国内静脉治疗小组的管理	11
第五节　静脉治疗护理人员培训管理	14
第六节　静脉治疗各层级人员的管理	16
第七节　静脉治疗专科护士培训基地的建设与管理	19

第二章　静脉治疗相关管理制度	25
第一节　静脉治疗安全管理	25
第二节　静脉输血安全管理	27
第三节　护理文书管理	31
第四节　护理会诊管理	32
第五节　健康教育管理	34
第六节　医用耗材管理	35
第七节　仪器设备使用管理	37
第八节　静脉治疗相关的患者知情同意与告知	39
第九节　医疗安全（不良）事件报告与处理	40
第十节　护理新技术、新项目管理	43

第三章　静脉导管门诊管理	47
第一节　静脉导管门诊的建设与管理	47
第二节　中心静脉导管门诊三级维护网络的构建与管理	50
第三节　"互联网＋静脉导管维护服务"的实施与管理	53
第四节　突发公共卫生事件下静脉导管门诊的管理	56

第四章　静脉治疗护理质量与持续改进	59
第一节　静脉治疗护理质量标准	59
第二节　静脉治疗护理质量控制	63
第三节　非计划性拔管的预防与处理	65
第四节　静脉治疗相关护理文书	73

第五节　静脉治疗护理信息化管理 ················· 85
　　第六节　质量管理工具在静脉治疗管理中的应用 ········· 86

第五章　用药安全与静脉治疗 ······················ 126
　　第一节　药物的性质与静脉治疗 ·················· 126
　　第二节　药物的相互作用与静脉输液治疗 ············· 127
　　第三节　静脉用药的基本原则与注意事项 ············· 131
　　第四节　静脉输液微粒的污染与控制 ················ 134
　　第五节　高危药品管理 ························ 137
　　第六节　全肠外营养的配制与管理 ················· 140

第六章　静脉输液安全与医院感染控制 ················ 143
　　第一节　静脉治疗职业防护管理 ·················· 143
　　第二节　医院感染控制要求 ····················· 147
　　第三节　导管相关性血流感染的预防与控制 ············ 152

第七章　静脉治疗领域的卫生经济学应用 ··············· 156

附　　录 ································· 159
　　附录一　常用静脉治疗高危药品目录 ················ 159
　　附录二　静脉治疗专科护理质量指标 ················ 162

参考文献 ································· 168

第一章 静脉治疗专业的组织管理与团队建设

第一节 静脉治疗专业的组织管理

静脉治疗是护理专业领域中发展最迅速、最完善的专业之一。随着临床静脉治疗护理技术与工具的不断发展、更新及应用,静脉治疗已经发展为护理学中较为成熟的一门专业。静脉治疗是临床护理中最频繁、最广泛、最有效的实践活动之一。为进一步推动静脉治疗专业持续发展,提升静脉治疗专业价值,转变静脉治疗安全护理理念,提高静脉治疗技术水平,降低静脉治疗相关并发症发生率,确保患者输液安全,必然离不开科学、高效的静脉治疗组织架构及管理模式。下面就静脉治疗组织管理的相关概念、管理架构及职责等内容做具体介绍。

一、概述

护理管理是一个以提高护理质量和工作效率为主要目的的活动过程。组织管理是一个通过运用现代管理科学的组织理论,设计合理的组织结构,建立合适的工作模式,创造和谐的工作环境,从而凝聚力量、整合资源、激励员工,最终有效实现组织目标的过程。组织管理围绕组织目标而进行,是动态的协调过程,是一种有意识、有计划的自觉活动。静脉治疗组织管理是通过建立静脉治疗组织结构、规定职务或职位、明确权责关系等来有效实现静脉治疗组织目标的过程。它是为了有效地协调静脉治疗组织内的各种信息和资源,提高静脉治疗组织的工作效率,顺利地实现静脉治疗的组织目标。具体来说,就是使临床护理人员明确静脉治疗组织中有何工作目标;谁去做什么;工作者承担什么责任,具有什么权力,与组织结构中上下左右的关系如何,以避免职责不清造成静脉治疗工作执行中的障碍,保证静脉治疗组织目标的实现。静脉治疗组织管理的特点如下。

(1)它围绕静脉治疗的组织目标来进行。

(2)它是一个动态的协调过程,既要协调静脉治疗组织内部之间的关系,又要协调组织内部和外部之间的关系。

(3)它是一种有意识、有计划的自觉活动。

二、静脉治疗专业管理的组织架构及管理模式

组织架构（organizational structure）是指一个组织整体的结构。它是在组织管理要求、管理定位、管理模式及业务特征等多方面因素影响下，在单位或机构内组织资源、搭建流程、开展业务、落实管理的基本要素。组织架构的本质是为了实现团体或机构的战略目标而进行的分工与协作安排，其设计受到内部环境、外部环境、发展战略、生命周期、技术特征、组织规模、人员素质等因素的影响，并且往往在不同的环境、时期、使命下表现为不同的组织架构模式。

组织结构图可以直观、形象地反映组织架构，即组织内各机构、岗位上下左右相互之间的关系。例如，医院静脉治疗护理小组的组织架构可用图1-1展示。

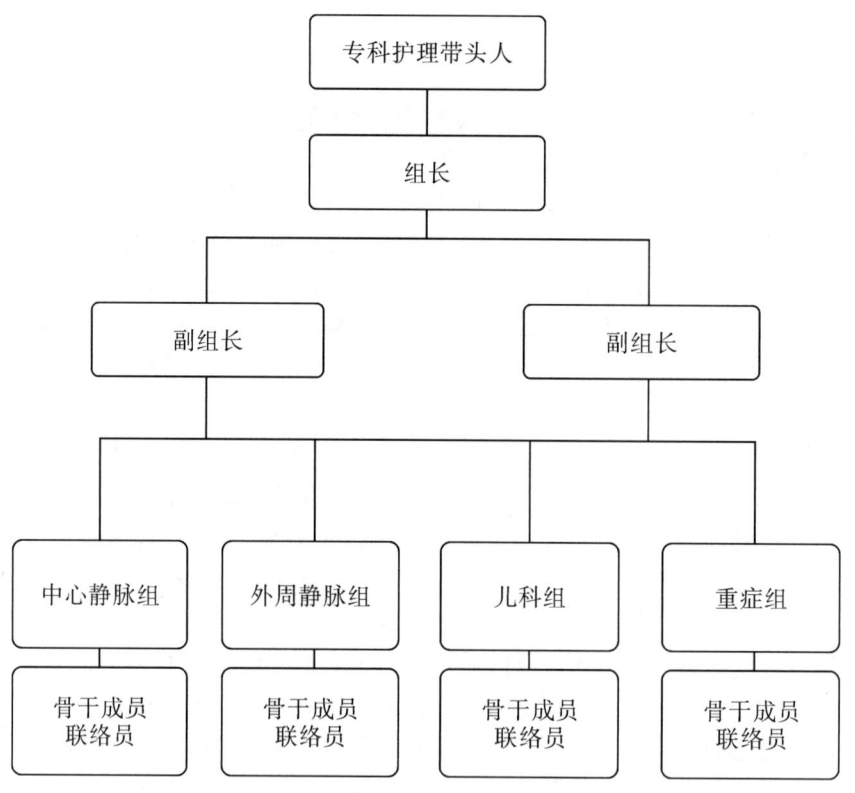

图1-1 静脉治疗护理小组的组织架构示意

现代化管理都是通过管理模式来实现的。管理模式是指在管理理念指导下建构起来的，由管理方法、管理模型、管理制度、管理工具、管理程序组成的管理行为体系结构。现代的新管理模式中更加关注人、能力和发展。

国内临床护理人员面临患者多、护士少、输液量大等问题，因此，建立一支高水平的静脉治疗队伍是非常必要的。首先，明确专科护理小组的愿景、宗旨、工作目标。静脉治疗小组的愿景是"专业、安全、舒适"，宗旨是"使静脉输液护理实践标准化、安全化、合理化"，工作目标是"加大静脉治疗专业护理人员培养力度，提高静脉治疗专

业服务水平，促进静脉治疗专业规范化、程序化发展，提高患者满意度"。其次，确立组织架构、组成人员，选派、培养静脉治疗专科护士，应用静脉治疗专业理论和技能方面的新知识、新理念、新技术服务患者，使护理队伍中涌现出一批专业知识强、技术过硬的人才，促进静脉治疗专业护理学科的良性发展。

我国静脉治疗专科护理管理者要构建新型的组织管理模式，需要挑战现状、转换思维。传统的组织管理多以分析和解决问题为导向，忽略了组织内在优势、潜能和积极因素的作用。因此，其难以在组织中长期、有效地实施。组织管理者应树立共同目标，然后紧紧围绕着组织目标，不断规划、协调、完善组织内部结构、角色和职责，拓宽参与渠道，创新参与形式，鼓励静脉治疗专科全员共同参与组织管理，尤其是要增加临床一线人员的参与度和话语权，充分调动各层级护士参与组织决策的积极性，营造"我参与、我快乐、我成长"的文化氛围，优化组织结构，逐渐构建高效的组织管理模式。组织环境是影响护士工作满意度和护士留职率的关键因素。因此，形成积极的价值观念和工作认知，维持和谐融洽的人际关系，提高护士的工作满意度，增强组织凝聚力是非常重要的。

三、静脉治疗专业组织建立与管理

专业组织通常是指社会团体，它是由专业人士或专业团体构成的，以推动专业发展为目标的社会组织。专业性是专业组织的根本特性，专业组织同样拥有社会组织的一般属性，即正规性、社会性、自治性、非营利性和志愿性特征。社会团体的理想职能包括人才培养、专业建设、学术研究、知识普及、成果转化、政策建议、互动交流等内容。其内部架构往往包括理事会、常务理事会、监事会、办事机构、分支机构、下属学会及各类专业委员会等。

（一）国内静脉治疗专业组织

在我国，静脉治疗护理专业委员会是在各级护理学会的直接领导下成立的二级分会，主要包括中华护理学会静脉输液治疗专业委员会及各省市静脉输液治疗护理专业委员会。而中华护理学会/省护理学会是由全国/省护理科技工作者自愿组成的全国性/省级、学术性、公益性的非营利性组织，是依法登记成立的法人社会团体，是发展护理科技事业的重要社会力量。中华护理学会的宗旨是：遵守宪法、法律法规和国家政策，践行社会主义核心价值观，遵守社会道德风尚。执行国家发展护理科技事业的方针和政策。崇尚救死扶伤、以人为本、全心全意为人民健康服务的护理道德，坚持民主办会原则，充分发扬学术民主，依法维护理工作者的合法权益，提高护理科技工作者的业务水平，促进护理学科的繁荣和发展。

与国际相比，我国的静脉治疗护理专业委员会成立较晚。中华护理学会静脉输液治疗专业委员会于1999年成立，其主要致力于制定静脉治疗相关行业标准、规范等来指导临床护理人员开展静脉治疗护理工作及推动国内静脉治疗专业的发展。2000年以后，各省市的静脉治疗护理专业委员会开始先后成立，如广东省护理学会静脉治疗护理专业委员会成立于2005年，各专业委员会的成立为专业发展做出了很大的贡献，起到了积极的引领作用。

各级静脉治疗专委会在制订专业标准、学术交流、技术推广、教育培训、循证实践等多方面发挥着引领作用,如定期开展静脉治疗专科护士培训、静脉导管维护、经外周静脉穿刺的中心静脉导管(peripherally inserted central venous catheter,PICC)置管技术培训等国家级、省级、市级继续医学教育项目,举办国内外著名静脉治疗护理专家共同参与的静脉治疗学术交流大会等。特别是2013年国家颁布的护理行业标准之一《静脉治疗护理技术操作规范》(WST/433—2013),使我国静脉治疗护理工作有了本土化的准则。但由于国情和静脉治疗文化制度的差异,在贯彻行业标准的过程中,依然存在静脉治疗护士缺乏统一的职业规划、医疗保障制度不够完善、静脉治疗培训资源匮乏、质量控制方式单一等问题,须由静脉治疗专委会等学术组织牵头探讨,或与卫生行政主管部门共同协调解决。静脉治疗管理要依据国情,强化多学科协作和医护一体化理念,加强对《静脉治疗护理技术操作规范》的学习和临床实践,通过开展静脉治疗循证护理研究,定期更新操作规范;各学术机构或卫生行政主管部门进一步开展静脉治疗专科护士的培训和资格认证,并保证专科护士继续教育、临床静脉治疗护理实践的落实,重视专科护士的继续教育和再注册工作,减少其流失和换岗;学习先进的护理质控知识和管理工具并应用于实际;加强对护士人文理念、法律意识和评判性思维的培训,实现静脉治疗管理规范化,使我国的静脉治疗护理与国际接轨,持续改进,并向专科化的方向发展。

(二)国际静脉治疗专业组织

目前,国际静脉治疗专业组织中最有代表性的组织包括美国静脉输液护理协会、美国血管通路协会、欧洲血管通路协会等。

1. 美国静脉输液护理协会

美国静脉输液护理协会(Infusion Nurses Society,INS)是全球静脉治疗领域中公认的权威机构,是全球组织规模及影响力最大的输液护士学术团体。INS于1972年成立,主要负责制定静脉治疗实践标准、提供专业教育、倡导最新护理研究成果的应用等,主要组成人员是护士,部分是药剂师、医生,共同指导静脉治疗专业的发展。INS的使命是:通过建立和传播实践标准,提供专业发展机会及高质量的继续教育;通过循证研究来促进最佳实践,支持专业资格认证和提高公众意识,最终实现高质量的输液护理。静脉治疗专科护士是通过静脉输液护士考试学会组织的考试后,通过非官方机构或具有认证资格的学会对于在该机构或学会考试合格后予以资格认证的人员,其资格在全国认可。对于获得资质后的静脉治疗专科护士,其每年需要接受专科知识继续教育,评估专科工作量和工作质量后进行再注册/再认证。

2. 美国血管通路协会

美国血管通路协会(Association for Vascular Access,AVA)也是推动静脉治疗专业发展的一股重要力量。AVA于1985年成立,采用多学科会员制,主要会员是各科临床医生,部分是各科的学生、护理人员、教育工作者等。它主要以血管保护为宗旨,致力于推进血管通路事业,通过发展会员的领导力、提供专业教育等方法来促进专业的发展。

3. 欧洲血管通路学会

欧洲血管通路学会（Vascular Access Society，VAS）于1997年成立于荷兰，该学会是一个多学科的学会，由肾病学家、外科医生、介入放射科学家、透析护士、血管和放射技术专家组成。VAS是国际领先的血管通路学会，组织参与各类教育、实践和科学交流。VAS每两年在欧洲召开一次国际大会，会议内容涉及临床实践的新发展，基础研究及临床试验的最新结果。此外，有争议的话题将在专业辩论中进行讨论，并且还组织专门针对透析护士的并行会议。

（三）静脉治疗护理专业委员会职责

静脉治疗护理专业委员会职能包括组织学术讲座、人才培养、会议交流、组织考察、推广技术等，其职责范围较为广泛，主要涉及：①积极开展静脉治疗护理学术与科技交流，组织专业重点课题的申报、研究和监督及组织开展科学考察活动，并加强同国内外静脉治疗专业学术团体和护理科技工作者的交流与联系；②实行及加强行业自律性管理，规范护士执业思想、团队行为；③依法维护护士的合法权益，保障护士的合法权益不受损害，必要时，应提供有力的法律援助；④加强社会舆论导向作用，做好正面宣传工作，努力争取社会的理解与支持，使护士的劳动价值得到全社会的尊重与认可；⑤积极向政府部门反映护士群体的合理需求，畅通向上反映渠道，更好地发挥和调动广大护士的积极性；⑥对国家重要的护理相关政策、法律、法规和有关问题，积极提出合理化建议和意见；⑦在静脉治疗护理领域相关报刊、图书发表著作；⑧开展静脉治疗护理咨询及护理技术帮扶；⑨大力推广静脉治疗护理相关先进的理念、理论知识、技术与科研成果，通过多种方式进行静脉治疗科普教育，推广科普知识，反对和批判封建迷信，反对伪科学；⑩开展对静脉治疗专业人员的临床规范化培训：护理学继续教育和成人在职教育，举办各种培训班等；⑪承办或协助完成卫生行政部门委托或移交的有关工作；⑫接受有关部门委托，进行静脉治疗护理科技项目论证、审核、验收及科技成果鉴定、科技文献的编审等工作；⑬推荐、奖励优秀科技成果、学术论文、著作和科普作品；⑭积极创造条件开展远程护理教育，培养静脉治疗专业领域的教学培训骨干人员；⑮开展社区护理咨询；⑯静疗专科护士的培训及资质审核、首次认证及再认证，致力于培养静脉治疗护理专科人才等。

在国外，INS先后6次修订了《静脉输液护理实践标准》，2016年将其更名为《静脉治疗实践标准》，2021年又再次修订标准，这一标准在我国静脉治疗专业发展初期指导着我国静脉治疗护理实践与相关的教学培训等。在国内，中华护理学会静脉输液治疗专业委员会先后翻译了《静脉输液护理实践标准》及《静脉治疗实践标准》，2009年编写了《静脉治疗护理实践指南与实施细则》；2013年国家卫生和计划生育委员会发布了《静脉治疗护理技术操作规范》，这是我国第一个静脉治疗行业标准，并于2023年修订为《静脉治疗护理技术操作标准》并颁布，要求全国2024年2月1日开始执行。

（陈利芬　杨玉红　于瑞）

第二节　静脉治疗护理专业团队的建设

随着护理专业的不断进步，静脉治疗已发展成为涉及多学科知识与实践的专业。如何进一步普及国内外静脉治疗安全理念，提升专业价值，减少并发症，为患者提供高品质的静脉治疗护理服务，已成为当前静脉治疗团队的重要工作任务，而加强团队建设往往又是促进专业发展的有力举措之一。因此，静脉治疗护理管理者必须掌握静脉治疗护理专业团队建设的基本要求，明确静脉治疗专科护士的培养及使用方法等，从而促进多学科静脉治疗团队建设，带动静脉治疗专业向更成熟、更完善、更高效的方向发展。

一、专业团队建设要求

团队（team）是由基层和管理层人员组成的一个共同体，它合理利用每一个成员的知识和技能，协同工作，解决问题，达到共同的目标。管理学家斯蒂芬·P·罗宾斯（Stephen P. Robbins）认为，团队就是两个或者两个以上的相互作用、相互依赖的个体为了特定目标而按照一定规则结合在一起的组织。团队具有四大特点：以目标为导向，以协作为基础，需要共同的规范和方法，团队成员在技术或技能上形成互补。团队的构成要素可总结为"5P"，分别为目标（purpose）、人（people）、定位（place）、权限（power）、计划（plan）。静脉治疗团队也是以明确成员职责分工、完善管理制度、规范静脉治疗操作、提高静脉治疗质量为目标的共同体。

1. **明确静脉治疗团队目标**

明确建立团队的目的是什么，这个团队要完成怎样的目标。目标很重要，因为目标就是方向。每个团队的组建都是为完成一定的目标或使命，没有目标的团队没有存在的意义，或者说，没有目标的团队也称不上一个团队。静脉治疗团队的首要目标是为患者提供安全的静脉治疗护理，解决疑难复杂的临床静脉治疗问题，以及培养静脉治疗专业人才、积极开展循证实践和科学研究、推动静脉治疗专业发展等。

2. **确立静脉治疗团队成员标准**

静脉治疗团队的目标确定了，就要选择正确的团队成员，选择那些能够认同团队价值观、优势互补的人员作为团队成员。认同和践行一致的团队价值观是筛选成员的关键。如果成员间难以达成一致的团队价值观，团队内就不能实现良好的沟通，也就不可能有效率可言。另外，并不是所有最强的人组合在一起就能组成一个最强的团队，团队成功的关键在于充分发挥整体优势，这就需要团队中的成员做到优势互补，从而产生整体大于局部之和的最佳效益。因此，选择静脉治疗团队成员时注意选择愿意付出并为之努力，且接受了静脉治疗专业教育训练的人员。

3. **建立有序的静脉治疗团队管理规则**

没有规矩，不成方圆。一个团队如果要具备战斗力，就必须建立健全的规则，如岗位职责、权利的界定，团队成员沟通、交流方式的确立，等等。这些规则应能保证一个静脉治疗团队的正常运行，让团队每个成员的主动性、积极性和创造性发挥出来，使整个团队充满活力。那么，我们应该基于什么去建立静脉治疗团队管理规则？首先，对静脉治疗临床、科研、教学、培训等方面进行现况评估，使团队成员充分了解静脉治疗现状及需要解决的问题。同时，评估团队成员的综合能力，如临床静脉治疗工作胜任力、团队协作能力、沟通能力、科研能力等。其次，根据评估结果，明确静脉治疗工作管理重点，制订合理的长期、中期、短期目标。最后，明确时间安排，制订不同阶段的静脉治疗实施计划等，对实施结果进行评价、信息反馈等，并对反馈信息采取相应的对策，以逐步提高静脉治疗团队工作效率。

4. 选择优秀的静脉治疗团队领导

我们不能强调个人的作用，但也不能忽略个人的作用。一个优秀的团队领导对于建设高效率的团队有着不可替代的作用，是整个任务目标的核心，能充分发挥团队中每个成员的优势，使团队的资源实现最大限度的优化，从而创造出非凡的业绩。

5. 团队成员学会宽容

宽容是一种很高的品质。在一个团队内部，由于每个团队成员的性格特征可能不同，考虑问题的出发点不同，难免会产生摩擦，但每个人都应该抱着一种"对事不对人"的态度去看待别人对自己的批评甚至是不理解，而不能一味地去争论，许多东西需要时间去证明，争论没有任何意义。

6. 每位成员不断加强学习

成员仅有工作的热情是不够的，关键还需要具备工作和创造绩效的能力。团队应该发挥集体学习的优势，共同学习，共同成长。集体学习要比个人学习效果好，因为大家可以彼此分享、共同进步。

二、静脉治疗多学科协作团队建设

随着护理技术的发展、疾病复杂化和静脉治疗的专业化，以及由"以疾病为中心"向"以人为中心"的医学模式的转变，多学科协作团队（multi-disciplinary team，MDT）工作模式应运而生，目前已经成为国际医学领域推崇的工作模式，能更好地促进患者的诊治与康复。近年来，静脉治疗 MDT 也得到进一步发展和完善。相对于单一的护理学科干预模式，多学科协作可以融合多学科的思维与资源，为患者提供更加完善、科学、规范、合理的静脉治疗服务，将患者引向更好的康复结局。静脉治疗 MDT 的发展不仅需要依靠护士，也需要纳入管理者、医生、药剂师等其他相关学科的专家，通过跨学科合作与交流，打破思维局限与学科壁垒，融汇百家思想与智慧，构建新型的学科与人际交流方式，促使形成更加科学、多元、高效的静脉治疗专科护理组织结构，推进医护一体化工作模式的发展。

1. MDT 人员组成

静脉治疗 MDT 的核心成员包括护士（静脉治疗专科护士/PICC 置管护士/护理专家/护理部主任）、医师、药剂师、感染控制人员、技师（超声、介入、检验、放射等科室人员）等，还可邀请心理、康复等相关科室联络护士、统计及信息管理人员等，形成多学科融合的静脉治疗团队。其中，医护人员是患者静脉治疗的全程参与者和直接照顾者，在 MDT 中发挥着重要作用。

2. MDT 人员分工

静脉治疗过程往往涉及医学、药理学、护理学、影像学、感染控制等多学科的协作。医师须依据患者病情与临床检验报告制订静脉治疗方案，参与血管通路评估、置入、移除等环节。药剂师主要负责指导临床合理用药、审核临床药物治疗方案、规范药物配制，以及监测药物不良反应等。静脉治疗专科护理人员主要完成置管前评估，外周静脉短导管、中等长度导管（midline catheter，MC）、PICC 的置入、维护和拔除；配合中心血管通路装置［如中心静脉导管（central venous catheter，CVC）、输液港（implantable venous access port，PORT）、血液透析管］的置入，全程负责 CVC 的后续维护及并发症处理工作；参与静脉治疗质量改进活动和临床研究；参与指导静脉治疗政策和流程的制订；开展静脉治疗相关宣教、咨询、研究工作；参与专科教育、培训工作，负责静脉治疗专家门诊及疑难病例的会诊，负责静脉治疗相关理论、技能等培训工作；组织继续教育和学术交流。感染控制人员主要负责对静脉治疗护理全过程进行监督、评价、指导与培训，避免导管相关性血流感染（catheter related bloodstream infection，CRBSI）的发生。技师主要参与导管相关并发症的会诊、介入、计算机断层成像、磁共振及核医学检查、并发症的诊断等环节。

三、静脉治疗专科护理人才的培养及使用

随着护理学科的发展，建设高素质的专科护理队伍已经成为专业发展的必然趋势，静脉治疗专科护士在专科建设中发挥着重要作用。临床实践证明，静脉治疗专科护士必须具有扎实的专业理论知识、熟练的实践技能及丰富的处理疑难杂症的临床经验，能够根据患者的临床需求进行针对性的静脉治疗专科护理，并且具有循证思维，具备为患者提供最佳静脉治疗专科护理的能力，能够有效提高护理质量。据近年对 743 家二级和三级医院静脉治疗现状的调查，静脉治疗专科护士队伍以具有本科学历、中级职称、10 年及以上工作年限的护士为主，70% 以上的医院静脉治疗专科护士承担了 CVC 及 PORT 的维护，PICC、MC 的置管与维护，并发症处理，静脉治疗专科护理门诊、会诊、培训等相关工作。

如何培训、管理、分配、使用专科护士是静脉治疗组织管理的重要内容。与其他人力资源管理一样，静脉治疗人力资源管理也主要包括人力资源的规划、选拔、培训、发展、激励等方面。但有报道指出，目前静脉治疗工作的组织管理尚缺乏管理学、组织行为学、人力资源管理学、心理学等方面的系统性循证研究。

《全国护理事业发展规划（2021—2025 年）》也提出，以满足重大疾病、重点人群的临床护理需求为导向，加强护理学科建设，以学科建设带动护理人才培养和护理服务能力提升。专科护士临床需求量大，现在国内大多数三级医院已设置了专科护士岗位，但大部分医院尚未提供专职岗位，兼职的静脉治疗专科护士难以将足够的精力投入静脉治疗专科护理中，其专业能力和专科价值未能获得充分体现。近几年来，护士离职率高、护理人力资源匮乏、护士年轻化、护患矛盾等问题日益突出，静脉治疗组织的管理

作用未能获得充分体现。因此，有系统、有计划、有步骤地开展静脉治疗专科护理专业化管理，是建设专业化的静脉治疗专科护理组织的保障，是提高静脉治疗专科护理质量的有效途径。进一步优化静脉治疗专科护士的岗位设置，对提高专科护士职业获得感和成就感具有重要意义，这也促使护理管理人员不断积极探索护理组织管理变革的新方法和新模式。同时，专科护士奖金、绩效，以及晋升、学习、深造机会等，也是体现静脉治疗护理劳动和职业价值的重要方式之一。

广东省护理学会静脉治疗护理专业委员会自成立以来，负责对静脉治疗专科护理规范、标准及相关法律、法规等进行推广和普及，从而推进广东省静脉治疗专科护理人才培养、科研攻关、技术帮扶及国内外先进技术与理念的传播，推动及促进广东省静脉治疗专科护理工作的发展等。近年来，随着国家继续教育项目的持续开展及"科技服务站""静脉治疗培训基地"的挂牌成立，该委员会在广东省及其他省份培养了近万名静脉治疗专业及专科护士，为地市基层医院输送了大批静脉治疗护理人才。同时，由广东省护理学会静脉治疗护理专业委员会牵头编写的《静脉输液治疗并发症预防及处理指引》《静脉治疗专科护理手册（基础篇）》等专著和《PICC置管专家共识》已经出版，精心录制的"静脉治疗专科护理知识与技能"慕课已在智慧树平台上线。此外，广东省护理学会静脉治疗护理专业委员会还借助互联网技术，通过线上线下（online to offline，O2O）结合的多基地联合教学，利用有限的场地、时间和师资，扩大培训覆盖面，全面提高省内护士的静脉导管维护能力，惠及偏远地区护理人员，促进广东省偏远地区静脉治疗专科护理的规范化、标准化、专业化，逐步缩小了城乡静脉治疗专科护理的差距。

（陈利芬　杨玉红　李雅清）

第三节　国内外静脉治疗小组的现状与发展

（一）静脉治疗小组定义及作用

静脉治疗小组是一支具有静脉治疗相关知识、技能及管理能力的专业队伍。美国静脉输液护理协会（INS）将静脉治疗小组定义为"提供标准化护理和最佳实践的专业输液治疗团队"。根据组织架构和实践范围的不同，静脉治疗小组有不同的名称，如PICC小组、静脉治疗小组、输液治疗小组、血管通路小组。它能够承担多种职责，具备有效完成输液治疗、减少输液相关并发症和降低费用等优势，并且在治疗护理过程中发挥着重要管理作用，能够满足患者及医疗机构对安全、有效和高质量的输液治疗的需求。静脉治疗小组的建立和发展提高了静脉治疗护理的质量与安全，促进了静脉治疗护理专业化发展。成立静脉治疗小组的主要目的是会诊、指导疑难静脉治疗案例，及时为临床提供最新信息，保障医护人员的职业安全，不断提升静脉治疗护理质量。静脉治疗小组在治疗护理中发挥的作用已经得到公认，可更加有效地完成输液治疗、降低费用、减少并发症，如2002年美国疾病预防控制中心（Centers for Disease Control and Prevention, CDC）发布《导管相关血流感染防控指南》（Guidelines for the Prevention of Intravascular Catheter-Related Infections）已明确提出，专业的输液小组（IV team）可减少导管相关性血流感染相关并发症的发生率及治疗费用。

（二）静脉治疗小组的发展

静脉输液护理的专业化发展在美国等国家起步较早。20世纪40年代，美国麻省总医院率先设立静脉输液专科护士岗位，建立了第一个静脉治疗小组，随之国外多家医院纷纷成立院内的静脉治疗小组。静脉治疗小组的建立和发展提高了静脉治疗护理的质量与安全性，促进了静脉治疗护理专业化发展。目前，国内外许多著名的医疗机构支持组建静脉治疗小组。美国静脉输液护理协会发布的2016年版《输液治疗实践标准》中也明确提出组建输液团队的建议。20世纪70年代，美国开始应用PICC技术。随着静脉治疗技术的开展，最初从事PICC置管的注册护士逐渐从床边/责任护士转变为专职的PICC/IV护士。经过不断实践，专职的PICC/IV护士组成专门从事静脉输液治疗的小组，负责PICC置管、维护、导管相关并发症的预防和处理及其他静脉治疗护理，这个专业小组就是输液小组。

根据医疗保险付费制度、医院床位数、财务预算和临床对静脉输液护理的需求不同，静脉治疗小组的组织管理架构大致分为两类。一类主要是由分散于各科的护理人员组成的静脉治疗小组，成员在药剂科、介入科、麻醉科等科室管理下开展工作，在经济成本上是非独立核算的；另一类是独立管理的形式，以美国佛罗里达医院的输液小组为例，静脉治疗小组是一个隶属于护理部而又相对独立的专科部门，在经济成本上是独立核算的。

20世纪90年代，我国从美国引进PICC技术。经过不断发展，PICC技术在疾病治疗中的应用日益广泛，需要相对固定的人员负责PICC置管，静脉治疗小组初步形成。2002年以后，部分规模较大的医院先后成立静脉治疗小组，如北京朝阳医院、四川华西医院、中山大学附属第一医院分别于2002年、2005年、2008年成立静脉治疗小组。调查结果显示，我国各级别医院已经基本形成具有本土特色的静脉治疗小组。

部分医院在静脉治疗小组下设立了分组，如置管与维护小组、质量控制小组、静脉治疗培训小组及科研小组等，不仅减轻静脉治疗小组成员的工作强度，还有助于提高静脉治疗工作的质量和效率。多项研究表明，静脉治疗小组能够规范临床护士操作，提高静脉治疗护理服务质量，进而提升护理职业价值。

目前，国内医院大部分尚未建立专职的静脉治疗专业小组。现有的静脉治疗小组存在着无法合理分配本职和兼职工作时间、缺乏输液管理时间、不能满足输液管理工作的实际需求等问题。2022年国家卫生健康委员会印发的《全国护理事业发展规划（2016—2021年）》要求：建立以岗位需求为导向、以岗位胜任力为核心的护士培训制度。加强临床护士"三基三严"培训，坚持立足岗位、分类施策，切实提升护士临床护理服务能力。因此，护理人员需加快跟上国外输液护理先进理念和技能的步伐，静脉治疗小组的管理模式要根据国情进行本土化调试，使我国的输液护理持续改善并向专业化、专科化的方向发展，不断提高护理专业技术水平，培养高素质的静脉治疗护理人员和专业队伍。

（陈利芬　何佩仪　杨玉红）

第四节　国内静脉治疗小组的管理

目前，国内的静脉治疗小组架构经过不断改进、完善和成熟，在临床静脉治疗工作中发挥着重要的作用。

一、静脉治疗小组的组织

静脉治疗小组由组长、骨干及科室联络人员组成，主要采用护理部领导下的组长负责制。根据具体的专业特长，可细分为中心静脉组、重症监护病房（intensive care unit，ICU）静脉组、外周静脉组、儿科静脉组等，每个组均设有组长、秘书和一定数量的核心骨干成员。静脉治疗小组组长一般由护理部或者科、区管理人员担任，主要负责静脉治疗小组的运行与质量管理。秘书由团队中的高学历临床专科护士担任。科室联络人员可由静脉导管门诊、科室静脉治疗小组成员及各科室的一级质量控制人员担任，主要负责本科室的静脉治疗质量控制、信息传递、临床问题解决等。医院静脉治疗小组架构见图1-1。

为了发展静脉治疗小组，首先应建立完善的审核、选拔标准，集中优秀静脉治疗护理人员，优化配置人力资源。其次是细化静脉治疗小组工作职责，充分发挥静脉治疗小组作用，如开设静脉导管门诊、成立护理质控专项小组、组织会诊及开展延续护理服务等，明确并细化各个岗位的职责范围、责任到人。

二、静脉治疗小组的职责

（一）小组职责

静脉治疗小组需要完成全院静脉治疗专科业务，确保全院静脉治疗护理安全。其主要目标是完善专科护理小组建设、加大人才培养力度、提升专科护理质量、提高解决静脉治疗疑难复杂问题的能力、提高学术水平。其主要职责涉及静脉治疗专科护士、置管护士及维护护士院内资质确认、教学培训、质量管理、新业务新技术、护理科研等多个方面。具体如下：

（1）对院内关于静脉治疗护理工作的持证护士重新进行统一培训、考核，向合格者颁发证书。

（2）对全院护士进行培训，尤其加强对静脉治疗骨干、联络员、专科护士、新入职护士、进修护士及护理实习生的培训，内容包括静脉治疗相关理论知识、临床操作技能等。

（3）完成全院静脉输液治疗专业业务，指导全院护士进行正确的静脉输液穿刺、置管和维护操作，组织临床静脉治疗疑难案例分析及经验总结、分享。

（4）完成院外静脉治疗会诊业务。

（5）向基层医院提供静脉治疗专科护理业务支援和技术帮扶。

（6）监控全院静脉治疗专科护理质量。

（7）制定并完善静脉治疗专科护理相关规章制度、护理质量标准、操作流程等。

（8）定期开展国内外静脉治疗护理新理念、新理论、新技术的业务学习。

（9）建立静脉治疗专科学术交流平台，鼓励护士积极开展科学研究，参与学术会议、授课、帮扶，以及撰写论文、专著等。

（二）静脉治疗专科各级人员职责

1. 组长职责

（1）对静脉治疗小组工作进行全面统筹、规划和管理，定期向学科带头人汇报工作情况。

（2）执行疑难或特殊病例的静脉穿刺及导管维护工作任务。

（3）及时发现、分析输液治疗相关问题，并制订相应改进措施。

（4）对全院静脉导管进行相关性感染的预防与控制。

（5）组织对各级人员（主要是核心、骨干成员）的培训及教育工作。

（6）建立（修订）各项规章制度，包括输液器材的使用及保管制度、培训考核制度、查房会诊制度、节假日值班制度及应急预案等。

（7）及时了解输液技术的发展状况，负责信息的传递。

（8）参与在临床环境下的对静脉治疗新产品的评估、选择和使用。

（9）定期举办经验交流会，每月安排1次业务查房。

（10）参与静脉治疗专科会诊及门诊的出诊工作。

（11）按时提交静脉治疗工作相关报表。

2. 秘书职责

（1）作为静脉治疗小组的通讯联络员。

（2）服从组长工作安排，在组长指导下进行工作。

（3）负责会议记录，协助组长制定、处理和保管小组规章制度等文件资料。

（4）负责置管患者相关信息的录入、统计及保管。

（5）参与专科会诊及门诊的出诊工作。

3. 核心骨干成员职责

（1）服从组长工作安排，在组长指导下进行工作。

（2）负责本科室或所管区域患者的静脉穿刺工作（PICC或疑难患者）及导管的日常维护管理工作。

（3）负责本科室或所管区域医务人员、患者及其家属的静脉治疗相关知识宣传教育工作。

（4）及时、定期与组长沟通，减少静脉治疗护理相关并发症的发生。

（5）参与在临床环境下的对静脉治疗新产品的评估、选择和使用。

（6）负责对本科室或所管区域静脉导管进行相关性血流感染的预防与控制。

（7）负责本科室或所管区域护理人员的静脉治疗知识与技能的培训及教育工作。

（8）协助组长建立（修订）各项规章制度，包括输液器材的使用及保管制度、培训考核制度、查房会诊制度、节假日值班制度及应急预案等。

（9）参与静脉治疗专科会诊及门诊的出诊工作。

4．联络员职责

（1）服从组长工作安排，在组长指导下进行工作。

（2）负责本病区患者的静脉穿刺工作（PICC或疑难患者）及导管的日常维护工作。

（3）负责本病区医务人员、患者及家属静脉治疗相关知识的宣传教育工作。

（4）及时、定期与组长沟通，减少静脉治疗护理相关并发症。

（5）负责本病区静脉导管的导管相关性血流感染的预防与控制。

（6）按时完成静脉治疗相关报表，并按时上报。

三、静脉治疗小组的管理

静脉治疗小组依据工作职责和工作制度及内容进行工作，静脉治疗小组的相关工作制度及具体内容主要由护理部或静脉治疗小组负责人牵头组织制订。

1．具体工作职责

（1）制订并不断完善专科护理各级人员准入标准、再认证及核心能力评价标准、考核标准及工作职责。

（2）制订和完善院内静脉治疗专科护理管理方案。①定期组织专科会议，分析专科工作中存在问题及解决方案；②完善静脉治疗护理操作流程、技术标准、护理常规；③静脉治疗安全风险评估、不良反应上报及处理预案、高危药物的使用、职业暴露安全防护；④患者对静脉治疗护理的满意度调查及临床数据的统计分析等。

（3）监管静脉治疗护理质量。①定期查房，检查规范执行、技术操作、静脉输液工具选择及使用、并发症、存在问题及整改、质量检查等情况；②定期以工作坊的形式开展疑难病例讨论，主要内容包括护理难度较大的病例（PICC穿刺置管、中心静脉导管的维护、静脉治疗相关并发症等）、罕见病例、特殊病例、处理失败或处理中存在较大缺陷的病例；③开展新业务、新技术的临床应用，成立新业务、新技术管理小组，论证其安全性、先进性、经济性、社会适用性、可行性，评估开展新业务、新技术的技术和设备等，明确实施人员的准入制度及相关人员职责；④明确审批流程及要求；⑤建立新业务、新技术资料情报档案、应用效果评价、推广使用。

（4）全院会诊、多学科合作。开展全院静脉输液会诊，处理全院静脉治疗的疑难问题。

（5）培养专科护理人才。建立一支专业的静脉治疗队伍，提高专科护士独立处理问题的能力；制订整体培训计划，包括长期发展计划、中期计划、短期计划等；培训以专科需求为导向、胜任力为核心，突出专科护理专业内涵，注重培养护士的临床思维能力、实践能力和人文素养，结合不同层次护理人员的实际需求，建立全员、全程、分阶段的规范化培训体系。

2．具体工作内容

（1）在护理部专科管理委员会的领导下，参与制订本专科的各项管理制度、操作流程和质量控制标准。

（2）每季度组织全院的专科质量交叉检查，并对上报的不良事件进行护理质量分析。

（3）承担全院门诊和住院患者PICC的集中置管工作和门诊导管的日常维护工作。

（4）负责置管患者置管前的血管评估、置管中、带管期间的健康教育及院外的健康教育。

（5）指导处理各类血管通路器材相关并发症，参与疑难病例的会诊。

（6）承担带教工作和各种培训机构举办的专科理论授课，负责全院各科静脉治疗联络员业务培训和专科护士、进修护士的临床带教工作；定期组织静脉治疗个案分享或病例讨论会。

（7）定期组织举办带管患者的健康教育讲座或制作健康教育宣传资料。

（8）开展或参与静脉治疗相关的科研工作，申办继续教育学习班、申报课题和撰写论文。

（9）负责全院专科数据的统计和上报。

（周雪梅　李丹萍　何佩仪）

第五节　静脉治疗护理人员培训管理

随着专科的发展及护理服务需求的不断增加，促进静脉治疗小组队伍的成长成为提高专科护理服务的关键。小组成员应积极参加国内外学术交流、比赛、进修、学习及培训等，拓宽职业发展渠道，促进职业发展。为发挥最大的辐射效能，管理者应把管理重点向加强使用管理和可持续性能力提升方面倾斜，一方面搭建职业发展平台，另一方面制订合理的职业发展规划，注意培养以临床护理专家为代表的高端专科人才，遴选出理论知识扎实、护理技术娴熟和责任感强的小组成员，并逐步培养其成为临床护理专家和专科护理带头人，在注重保留、吸引更多优秀护士、减少人员流失、稳定护理队伍的基础上，激发专科人才队伍的发展潜力，以实现静脉治疗专科护理操作标准化、管理规范化，推动我国静脉治疗护理向专业化的方向发展，与国际接轨，提高静脉治疗护理专业技术水平，培养出具有高素质的静脉治疗护理人员和专业队伍。

国家颁布的《静脉治疗护理技术操作标准》（WS/T 433—2023）要求实施静脉治疗护理技术操作的医务人员应定期接受静脉治疗所必需的专业知识及技能培训；PICC置管操作应由经过PICC专业知识与技能培训、考核合格且有5年及以上临床工作经验的操作者完成；导管使用、维护与拔除应由经过培训的医务人员完成。目前，全国各护理学术都通过举办关于PICC置管、MC、静脉导管维护技术、静脉治疗专科护士培训等学习班以推广静脉治疗核心技术，有些还采取静脉导管维护—PICC/MC穿刺置管—专科护士培训班学习阶梯式、分层次的培训。

一、明确培养条件

根据医院护理岗位需求，由科室、护理部等逐层选拔优秀的护理骨干参加培训，主要审核候选人的政治思想、态度、学历、职称、科研能力、教学能力等。

二、确保培训质量

目前，我国静脉治疗护理人员培养途径主要是中华护理学会、各省（市）护理学会组织的培训等，也有部分是由医院、医疗企业等组织的培训，但各组织之间的资格认证要求存在差异。如各省（市）和医院的PICC置入操作培训内容和要求缺乏同质性，对于置入导管的认证标准尚未统一。另外，从中心静脉导管安全管理方面考虑，静脉治疗护士在CVC的拔除、手臂式输液港植入等方面的工作应该得到行政支持和政策保障。负责培训的教师应具备教学培训能力，从事临床静脉治疗护理的骨干应具备处理疑难问题的临床实践能力。

三、注重临床实践能力，教学、科研及管理能力等方面的培养

培养的静脉治疗护理人员能够负责专科疑难病例及危重患者护理，组织静脉治疗专科护士查房，参加专科护理会诊，制订护理与教学计划，进行护理质量控制、质量改进、护理管理、科研及论文写作等工作。

四、静脉治疗专科护士培养

静脉治疗专科护士在静脉治疗护理工作中发挥着重要作用，其培养质量在很大程度上代表了静脉治疗护理培训质量水平。在美国，静脉治疗专科护士培训制度相对比较完善，专科护士通过认证考试获得资格证书，考试内容涉及液体与电解质、肿瘤、儿科、药理等9个方面，通过认证的人员3年后再次接受审核，3年内要有不少于1 000小时的静脉治疗护理实践时长。而我国对静脉治疗专科护士的培训机构、内容、方式、时间、师资及考核形式、内容、标准等尚无统一规定。

根据INS 2021版《静脉治疗实践标准》，静脉治疗专科护士除具备在护理过程中采取以患者为中心的全面护理方法，以安全地进行输液治疗及血管通路装置置入和管理的能力外，还需要掌握输液治疗临床研究能力，参与质量改进，负责作为教育者、领导者、管理者、咨询人员和主要信息源，指导制定基于最佳实践的输液治疗和血管通路的

政策和操作流程。

静脉治疗专科护士是静脉治疗专科护理的核心力量，其核心能力评价指标主要包括3个方面：①专业理论知识，包括血管解剖学、血流动力学、药理学、液体与电解质平衡、静脉穿刺工具基本知识、影像学、感控7个方面的相关知识；②专业操作技能，包括穿刺前评估能力、禁忌证的判断能力、穿刺技术能力、穿刺工具的应用能力、导管定位判断能力、导管维护能力、并发症的发生机制及早期识别、处理能力、拔管技术能力；③相关专业知识，包括护患沟通与宣教能力、护理记录的书写能力、接受继续教育、科研能力、掌握相关法律法规、遵循伦理能力。

静脉治疗专科护士培训应包括规定时长的理论、操作技能训练及临床实践，最后为专业考核，考核通过者可获得专科护士资格证书。静脉治疗专科护士的培养常通过阶梯式分阶段培训进行：第一阶段是执业护士，负责外周静脉穿刺与维护，以及中心静脉导管维护；第二阶段是专业护士，具有PICC置管资质；第三阶段是专科护士，负责超声下PICC置入、疑难案例及并发症处理、护理会诊、临床教学、护士培训及循证实践等。培训过程中应结合阶段培训目标、临床需求，及时完善、更新培训方案、计划、方式等，确保培训质量。

（陈利芬　李丹萍　王海英）

第六节　静脉治疗各层级人员的管理

静脉治疗护理人员包括静脉治疗护士、PICC置管护士、静脉治疗专科护士等。管理者应按照不同的层级、静脉治疗护理角色进行分层管理。

一、静脉治疗护士的资质与职责

1. 静脉治疗护士的资质

《护士条例》规定：获得护士资格的注册护士可从事基本静脉输液治疗护理工作。静脉治疗护士应熟悉安全输液的相关知识、操作标准、流程和规范及法律法规，具备沟通能力、健康教育能力、咨询能力、科研能力、临床管理能力、预算管理能力等。

2. 静脉治疗护士的职责

（1）根据医嘱并按照《静脉治疗护理技术操作标准》进行静脉治疗护理。

（2）按护理程序对接受静脉治疗的患者进行评估，并应用于患者静脉治疗的整个过程。

（3）正确使用静脉治疗相关仪器设备。

（4）观察静脉治疗反应，记录相关信息并及时报告医生和护理管理者。

（5）严格遵守无菌技术操作原则，控制感染，减少静脉治疗相关并发症。

（6）正确、及时、准确记录有关护理文件。

（7）对患者进行教育，与患者沟通交流静脉治疗的相关信息，包括输液工具的选择、血管通路维护的方法、注意事项、用药效果及不良反应等。

（8）改善与静脉治疗相关服务质量，进行质量控制及质量持续改进。

（9）与其他医务人员协作，共同参与临床与静脉治疗护理有关的决策过程。

（10）按规定完成继续教育学习计划，主动收集资料，协助护理科研的开展。

（11）遵守所在医疗单位的规章制度。

二、PICC 置管护士的资质与职责

1. PICC 置管护士的培养、资质认证

PICC 置管护士，即具备 PICC 技术资格认证的护士。其应为有 5 年及以上临床工作经验的资深护师或主管护师，经过 PICC 专业知识与技能培训、考核，取得"PICC 专业技术培训合格证书"，具备在临床能独立完成 PICC 置管和维护操作的能力。

PICC 置管护士应熟悉安全输液的知识、操作标准、流程和规范，熟悉静脉治疗相关并发症的观察与处理，掌握解剖学、生理学相关知识，具备良好的静脉穿刺技能、突发紧急状况的应急能力、沟通能力、健康教育能力、咨询能力、科研能力、临床管理能力、法律法规知识及预算管理能力等。

2. PICC 置管护士的职责

（1）保证 PICC 置管室、PICC 换药室物品摆放整齐。

（2）承担全院或护理单元 PICC 置管及导管维护操作。

（3）按时完成 PICC 置管患者的文书及档案填写。

（4）能承担全院普通护士、静脉治疗专科实习护士及 PICC 进修人员的教育指导与临床带教工作。

（5）出现疑难病例、不良事件或突发事件，及时上报静脉治疗小组，并协助专家会诊。

（6）负责 PICC 数据的信息管理及护理质量控制。

（7）协助静脉治疗专科小组开展新技术、新业务及 PICC 相关科研工作。

（8）定期接受护理部的 PICC 置管相关考核，考核不合格者应重新评估其置管资格。

三、静脉治疗专科护士的资质与职责

静脉治疗专科护士必须经过具有资质的专业学术组织的培训，如经考核合格并获专科护士资质的人员。通常医院骨干护士按报读专科护士条件自愿报名，经单位推荐，须接受省级学会及以上静脉治疗专业委员会组织的为期 3 个月的脱产培训，获得培训资格证书，再经临床实践 1 年，由专业委员会评估其专科护理能力，再由学会认定并颁发专科护士证书。

1. 静脉治疗专科护士具备的专业知识和技能

（1）解剖学、生理学和药学知识。

（2）对血管及其他系统之间的关系和静脉治疗的方案具有专业的知识与深入的了解。

（3）有能力参与制订正在实施中的患者护理计划。

（4）实施静脉治疗所必需的技能。

（5）静脉治疗相关的先进知识。

（6）社会心理学方面的知识，对患者整体性、特殊性、社会关系、社会知识和经济来源的发展与变化有专业敏感度。

（7）能与医疗机构中其他成员互动与协作，并参与临床决策的制定过程。

2. 静脉治疗专科护士的职责

（1）临床实践。参与静脉治疗临床护理的各个环节，可专职或兼职从事静脉导管维护、PICC置管、静脉导管会诊及并发症的处理等；参与静脉治疗产品的选择、评估及监测，掌握专科发展的最新进展等，具备临床实践者的各种能力。通过临床实践为患者提供高质量的护理服务是静脉治疗专科护士最主要的工作职责。

（2）提供咨询服务。对医护人员、患者、家属、社区及相关行业的人员提供静脉治疗相关知识的咨询服务，提供解决有关静脉治疗复杂问题的相关建议。

（3）健康教育。对患者、家属进行健康教育，包括一般健康保健、疾病的相关知识、静脉治疗注意事项、出院指导等。

（4）专业培训。掌握最新的理论知识和最前沿的专科动态，为全院护士提供静脉治疗方面的知识教育与培训；负责新入职护士、护生、导管进修护士、静脉治疗专科护士的带教工作；通过编著静脉治疗相关书籍、编写科普文章等方式开发静脉治疗相关的健康教育资源。

（5）质量控制。静脉治疗专科护士应负责全院各种静脉治疗资料的统计，建立数据库，分析全院静脉治疗的各种数据，实时监控全院静脉治疗质量，为医院静脉治疗质量的改善提供建议，并进行持续的质量改进。

（6）护理管理。通过制订护理目标、制订及修改实践标准和技术规范、负责静脉治疗安全事件的预防和管理、对静脉治疗的护理质量指标进行考核等履行管理职责。

（7）组织协调。静脉治疗是涉及护理、医疗、药剂、感染管理、放射等多学科的交叉学科。静脉治疗专科护士应在控制感染、预防并发症、延续性护理、产品选择等方面进行协调，以提高静脉治疗护理的质量。

（8）护理科研。静脉治疗专科护士必须具备一定的科研能力，第一是能运用评判性思维阅读文献，第二是发现、分析和锁定科学问题，第三是决定该做什么工作及如何去做，第四是能够明白评估结果究竟意味着什么。专科护士科研能力还包括在实践中解读和利用研究的能力、评价实践的能力和参与合作性研究的能力等。静脉治疗专科护士应开展新业务、新技术，负责组织或配合各科室做好静脉治疗相关科学研究，并运用评判性思维及循证理念在临床工作中及时发现静脉治疗过程中的问题，并采用科学的方法解决问题。

四、静脉治疗专科护士的评价与再认证

静脉治疗专科护士接受医院护理部或医院专科护理管理委员会的管理，每年进行综

合考评，考评内容包括专科实践能力、健康教育能力、教学培训能力、科研能力、管理能力、个人素质等。

静脉治疗专科护士应履行医院静脉治疗的管理职责，定期修订静脉输液操作技术规范；建立会议制度，定期研究、解决医院静脉输液质量方面的重大问题，遇到疑难、紧急问题随时召开会议；建立监控及信息收集、反馈制度，每月根据收集的问题提出改进措施，以促进全院静脉治疗质量的提高；负责本学科的继续教育、科学研究，进行静脉治疗知识系统培训；定期与临床药学科室联系，指导新药的临床使用；对于静脉治疗问题与相关科室共同讨论，并逐级上报专科护理管理委员会、护理部及医院相关行政部门。

按国际认证要求，需要间隔一定时间对专科护士进行再认证，间隔时间为2～3年。广东省护理学会专科护士再认证委员会提出，静脉治疗专科护士在认证期内应完成：①结业后每年最少参加2次该领域的各种学术活动；②在该领域内积极地进行科研、撰写学术专著或论文、改革创新等工作；③每年参加静脉治疗专业委员会组织的静脉治疗专科护士学术交流活动等。

（范育英　何佩仪　陈利芬）

第七节　静脉治疗专科护士培训基地的建设与管理

为推动静脉治疗护理技术向标准化、专科化、科学化的方向发展，满足各类患者对静脉治疗需求，提高患者对护理技术的满意度，建设和发展静脉治疗专科基地已成为一种重要的驱动力。基地作为培养专科护理人才的重要机构，其在硬件条件、学术水平、师资力量等方面都应达到一定的标准，以保证专科护士培养质量。

一、静脉治疗专科护士培训基地的定义

静脉治疗专科护士培训基地是根据临床静脉治疗护理工作及专业发展的需要，对完成系统理论及技能培训的专科护士学员进行临床实践考核，进一步加强静脉治疗专科护理技术人才培养的特定场所。

二、静脉治疗专科护士培训基地的主要职能

静脉治疗专科护士培训基地必须配合培训机构完成学员的临床学习，制订静脉治疗专科护士临床实践培训方案，通过理论联系实际的方式对专科护士学员进行静脉治疗护理专科理论和操作的再培训，使其具有扎实的专科理论基础、较高的专科护理技能、独立解决临床静脉治疗护理疑难问题及指导其他护士开展静脉治疗护理工作的能力，真正

成为合格的临床静脉治疗专科护理技术人才。

三、静脉治疗专科护士培训基地的遴选条件及基地建设的认定程序

（一）培训基地建设的前期准备

1. 自评培训基地建设基础条件

自评培训基地建设基础条件主要包括：具备现代化护理理念、专科护理发展趋势、专科护士需求、重点专科建设项目、教学设备、场地、培训师资、新技术等，这些条件可以为基地建设提供保障；另外，也要考虑基地建设资金、护理人力资源、管理经验等。因此，基地相关负责人、管理者、教学骨干应全方位统筹、规划基地管理与运行。基地负责人做好组织沟通与协调工作，加大医院对专科护理发展的认识及重视程度。

2. 完善基地组织架构

首先，根据医院现状，完善基地信息，制订基地建设标准、管理制度、资金使用制度等；其次，健全基地组织管理机构，明确管理部门与人员分工、职责，完善机构与管理成员的信息登记，为基地建设提供组织保障；最后，加强基地师资队伍建设与人才培养，组建、优化师资队伍，培养高素质教学培训人才，合理设置培训计划、目标、课程等内容，充分利用现有教学资源，不断引入新技术、新理念、新方法，提高基地教学培训水平。

3. 搭建基地发展平台

基地管理人员应以专科人才需求为导向，整合多方实力，争取多部门、多学科协作，以培养实用型专科护理人才为目标，通过全面分析，制订科学、合理、可行的建设与管理方案，保障基地良好运行。同时，应定期评估、考核基地建设进展、制度落实、人才培养等情况，定期讨论基地建设情况，收集意见和建议，及时发现问题，调整方案，并进行评价、反馈与改进。另外，在管理过程中，充分运用"互联网+"平台，宣传基地情况、培训安排、培训计划、专科发展、科研成果等，积极组织开展新业务、新技术、科研课题申报等，以促进基地交流、信息资源共享，促进区域内专科护理的高效、科学、同质化发展。

（二）培训基地的遴选条件

培训基地遴选条件包括医院基本条件、护理质量管理、护理教学与科研、培训师资。

1. 医院基本条件

（1）医院资质：经省级以上卫生行政管理部门批准设立的三级甲等医院。

（2）教学条件：①医院具备满足静脉治疗专科护士培训所需的科室、专业及病种，具有相应诊疗条件、设施及充足的教学病例。②有基本的教学设备和合格的教学与示范教室。③图书馆藏书专业种类齐全，具有满足静脉治疗专科护士接受培训所需的专业书籍，有获取专业信息的渠道。④静脉治疗相关技术操作数量达到相关要求。

（3）组织管理：①建立专门负责静脉治疗专科护士培训的组织管理架构并安排相应人员，职责明确。②建立完善的培训基地管理、人事管理、考试考核等制度。③成立

专门负责静脉治疗专科护士培训指导、考核、质量监督等工作的小组。

2. 护理质量管理

（1）护理质量管理体系健全，人员构成合理，岗位职责明确。

（2）有护理质量与安全管理委员会，下设专科护理质量管理委员会，并建立静脉治疗小组，定期开展专题研究专科护理质量和安全管理工作，有质量管理和持续改进方案。职能部门承担静脉治疗质量与安全的指导、检查、考核和评价工作，记录、定期分析、及时反馈、落实整改。

（3）运用质量管理工具对静脉治疗护理质量进行管理。

（4）建立主动报告静脉治疗护理安全（不良）事件的制度及可执行的工作流程，并且要求护士充分了解。

3. 护理教学与科研

（1）医院是护理研究生、本科及专科生的实践基地。

（2）有护士在职继续教育计划，保障措施到位，并有实施记录。

（3）静脉治疗相关科室开展继续教育项目至少3期，在北大中文核心期刊发表护理学术论文至少5篇，承担护理科研课题至少2项。

4. 培训师资

（1）有明确的基地负责人，全面负责静脉治疗基地管理工作。基地负责人从事静脉治疗相关护理专业超过10年，具备硕士研究生导师或副主任护师以上专业技术职务任职资格，在北大中文核心期刊发表护理学术论文至少2篇，主持省级以上科研课题至少1项，主持静脉治疗相关专业国家级继续教育项目至少1项。

（2）理论授课教师均具备本科以上学历、主管护师以上专业技术职务任职资格。临床带教老师均具备主管护师以上专业技术职务任职资格、大专以上学历、3年以上带教经验。

（三）专科基地的申请及批准程序

（1）认定机构。认定机构即各级卫生健康委员会及相关政府授权部门或具备资质的学术机构。

（2）申请资格。符合专科基地标准的医疗机构向所在各级卫生健康委员会及相关政府授权部门或学术机构提出申请。

（3）认定步骤。申报培训基地的医疗机构依据有关文件和标准，组织对培训基地进行自评，完成自评报告。准备相应的申请材料，向批准机构提出申请。

（4）形式审查。批准部门或机构根据评审标准细则和相关规定对申请材料进行形式审查，并通知申请单位，确定实地评审的时间。

（5）实地评审。批准部门或机构依据评审标准细则组织专家对申请单位进行实地评审。

（6）公示。培训基地审批实行公示制度，各级卫生健康委员会及相关政府授权部门或学术机构将审批结果进行公示。对认定结果持不同意见者，可在公示期内向各级卫生健康委员会或相关政府授权部门提出复审申请并附理由与依据。

（7）再认证。评审基地实行动态管理，评审周期一般为5年。培训基地应在本周期结束前 3 个月内提出再认证申请。由批准部门或机构根据基地情况组织复核评价，于本周期结束前做出再认证的结论。

（四）专科基地的考核与评价

（1）静脉治疗专科护士培训基地考核由基地自查、各级卫生健康委员会或相关政府授权部门（如护理学会）日常监管、年度考核及周期复核组成。监督考核的重点是基地的组织领导、保障措施、教学质量及培训效果等。

（2）自查是指基地按照标准要求，对本基地相关工作进行检查，做出自我评价，自查自纠，并于每年 12 月下旬向各级卫生健康委员会或相关政府授权部门提交自查结果的书面报告。

（3）日常监管是指各级卫生健康委员会或相关政府授权部门通过审查基地教学计划及实施情况、实地抽查、召集学员教师座谈会、问卷调查等方式对基地的组织管理、教学质量、培训效果、服务质量等进行日常监督，促进基地工作持续改进，并于每年 12 月下旬向省卫生健康委员会或省学会提交日常监管情况的书面报告。

（4）年度考核是指各级卫生健康委员会或相关政府授权部门以基地自查报告、各级卫生健康委员会或相关政府授权部门日常监管报告为依据，必要时通过实地抽查等方法，对基地年度工作进行的考核。年度考核结论分为优秀、合格与不合格。年度考核不合格的基地予以限期整改。

（5）周期复核是指各级卫生健康委员会或相关政府授权部门针对有效期满，并提出继续设置申请的基地进行相关资料与现场审核。对符合标准要求的基地予以重新确认；对不符合标准要求的基地，予以限期整改；对再次复核仍不合格者，取消其培训基地资格。

四、静脉治疗专科护士培训基地的管理

（一）培训基地的组织架构

（1）基地所在医院成立教学培训委员会及静脉治疗培训领导小组，明确工作职责。静脉治疗培训领导小组负责基地培训工作的指导、协调、检查、审核、评估；定期召开协调会，会议讨论、分析、总结静脉治疗护士培训过程中出现的各种问题，形成决议或提出改进措施，不断完善和改进静脉治疗护士培训工作，提高护理服务质量。

（2）在护理部配备专职或兼职工作人员。

（3）建立健全静脉治疗专科护士培训、基地管理、学员管理及考试考核等相关制度。

（4）培训基地负责本医院静脉治疗专科师资的培养和管理。

（5）建立培训学员的技术档案并妥善保存。

（6）按照认定的招收计划，组织面向全社会的静脉治疗专科护士培训招收工作。

（7）将静脉治疗专科护士培训工作纳入护理工作发展规划，结合本院实际，制订配套政策和措施。对培训基地所需经费、设施、设备人员等给予支持。

（二）培训基地的规章制度

基地实行静脉治疗专科护士培训基地责任人负责制，着重负责对专科护士培训工作

进行组织、协调和管理,督促培训工作按计划落实到位,确保培训质量。基地要把静脉治疗专科护士培训工作纳入近年来工作重点,并认真贯彻执行上级部门及医院相关规定,做好检查和自查工作,随时接受上级和医院护理部的督查。基地要建立健全各项管理制度和管理规定,如基地组织管理规定、基地师资管理制度、基地师资培训及考核制度、临床带教工作管理制度、静脉治疗学员管理制度、静脉治疗学员培训及考核制度等。

(三) 培训基地的师资管理

1. 师资准入

(1) 理论授课师资。聘请国内外相关领域知名专家、基地负责人,以及具有扎实理论功底、丰富的教学及实践经验的教授及科研人员等担任授课教师。

(2) 临床实践师资。原则上须具备本科及以上学历、中级及以上专业技术职务任职资格或取得省级及以上专科护士培训合格证书,有3年以上教学经验;具有较强的临床带教能力,能够解决本专业复杂和疑难问题。

2. 师资培训

师资培训以岗位胜任力为导向,培训内容包括教学能力、管理能力、专业能力及必要的科研能力等。培训教师应接受相关部门组织的师资培训并取得师资合格证书。培训基地应制订相关管理制度、奖惩机制,有计划地安排符合条件的人员参加各级师资培训,探索适合医院和专业特点的师资培训方式。培训基地负责本基地师资的院内培训。

3. 师资考评

(1) 通过定期督导和动态管理等方式,对师资进行定期考核,并对工作成绩突出者进行表彰。

(2) 因工作需要或其他情况不能承担相应工作者,培训基地应做合理安排,另行指定符合条件的师资承担其相应的工作。

(3) 培训基地职能部门和基地负责人要及时了解掌握师资教学情况,对态度不端正、带教不认真的教师,核查属实后给予批评教育,后果严重者予以取消带教资格,并交基地医院予相应惩处。

(4) 师资评价。培训基地对培训教师的个人素养、教学能力和教学管理工作效果进行年度考评,培训学员在结业考试后对教师进行满意度评价。

(5) 培训基地应制订临床带教教师的遴选、培训、激励与使用制度。培训基地所在医疗卫生机构应将双向评价结果作为教师评优评先、晋职晋级、绩效奖励等方面的参考依据。对表现突出的教师,培训基地应在评优评奖、晋职晋级等方面优先考虑。

(四) 培训基地的学员管理

1. 学员准入

(1) 具有本科学历,对基层医院适当倾斜(大专以上学历),临床护理工作5年及以上的注册护士。

(2) 经过理论考核、操作考核、面试合格的护士。

2. 培训和考核

(1) 采取理论培训和临床实践培训相结合的方式。其中,理论培训时间不少于1个月，临床实践时间不少于 2 个月。

（2）理论培训内容主要包括静脉治疗基础知识、静脉治疗护理技术、质量与风险管理、护理科研、静脉治疗相关标准、沟通技巧、法律法规等。

（3）制订培训目标、理论培训内容、临床实践培训内容及考核计划。对未按时完成培训内容的学员，取消其参加考试、考核的资格，培训时间顺延。

（4）临床实践的轮转科室包括静脉导管门诊、肿瘤科、血液科、儿科、ICU、血透中心、药物配置中心等。

（5）考核方式包括理论笔试、护理实践能力考核、个案汇报、专题答辩等方式。考核的主要内容为专业理论、专科护理实践、职业素养、护理科研与教学能力等。

（6）建立培训手册，及时记录培训及考核内容。

（7）培训过程中，若学员在工作量化、考试、考核中存在弄虚作假的行为，一经查实，终止其培训资格。

（陈利芬　王海英　何佩仪）

第二章 静脉治疗相关管理制度

第一节 静脉治疗安全管理

随着静脉治疗的广泛应用，静脉输液实践的风险性也在增加。静脉治疗过程中涉及多个环节，可能存在多种因素影响到静脉治疗安全，并直接关系患者生命安危，因此，提高静脉治疗的有效性和安全性成为静脉治疗管理的重点。

（一）尊重患者权益

1. 尊重患者的知情同意权

在静脉治疗操作前应向患者提供相关信息，并进行详细的讲解，确保患者能合理选择静脉治疗工具等。对于一些高风险的侵入性操作（如PICC置入术、中等长度导管置入术等），护理人员应及时向患者说明相关操作可能出现的风险、并发症及替代方案等情况，并由患者本人或患者授权代理人签署书面的知情同意书。

2. 尊重患者拒绝治疗的权利

患者有权拒绝静脉治疗方案和相关操作，护理人员应及时向患者说明拒绝治疗所带来的风险（如药物外渗、静脉炎等），并让患者本人或家属签署书面的知情同意书。

3. 尊重患者的隐私权

对患者信息进行保密。

（二）完善静脉治疗管理组织体系

1. 建立静脉治疗护理质量管理组织

医院静脉治疗小组是护理持续质量改进管理委员会属下的一个专业小组，应确立静脉治疗护理质量管理方针和工作计划，从输液操作的规范性、药物配制、输液速度监控、输液管道管理、输液反应及并发症监控等各方面进行全程的安全管理，定期实行督导、反馈及持续质量改进，解决静脉输液安全隐患，为患者提供高效、安全的输液治疗服务。

2. 建立健全的静脉治疗管理制度

借鉴国内外静脉治疗护理实践标准、指南及相关规范，制订健全的静脉治疗管理制度，作为医院静脉治疗质量安全管理文件并实施质量监控。

3. 完善静脉治疗护理实践标准

不断完善静脉输液治疗操作规范和流程，定期进行内容的更新，促进医院静脉治疗标准化、规范化，指导临床静脉治疗护理工作。

4. 建立静脉治疗护理不良事件预防、报告制度和处理预案

建立静脉治疗护理不良事件预防、报告制度和处理预案的目的是减少在输液治疗过程中发生给药错误、药物外渗、导管断裂、非计划性拔管等不良事件和护患纠纷，并尽可能降低不良事件发生对患者造成的身体伤害程度及避免对医院造成直接或间接的经济损失。

（三）完善静脉治疗相关文书管理

与静脉治疗相关的文书主要包括各类知情同意书、各类静脉导管置管记录单、维护单、静脉治疗执行单、输液卡及护理文书等，护理文书书写应客观、真实、准确、及时、完整，体现静脉治疗护理的自身特点和专业内涵，在严格执行操作规范的同时要加强护理证据的收集和管理。

（四）严格执行患者身份识别及查对制度，杜绝安全隐患

（1）护士在进行静脉治疗全过程中，必须严格遵守"三查九对"的要求。仔细核对患者的身份信息、药物信息和医嘱，必要时可邀请患者参与查对，防止发生用药错误。

（2）对于易致过敏的药物，护士给药前应询问患者有无过敏史，并根据药物说明书健全药物皮试操作指引及药物配伍禁忌表。

（3）执行治疗过程中若患者提出疑问，护士应重新核对无误后方可继续执行。

（4）在患者的用药交接中，护士应严格落实交接班制度，对患者的病情、用药名称、剂量、浓度、用法、时间及有效期等进行准确无误的交接，避免错漏，减少安全隐患。

（五）确保药物及时安全输注，严密观察用药反应

（1）护理人员应熟悉用药知识，在执行静脉治疗护理时应掌握用药剂量、用药时间、输注速度及总量，及时准确执行医嘱，密切关注患者用药后的反应，并与医生及时沟通，保障患者安全用药。

（2）用药时可邀请患者参与查对及安全用药管理，告知患者用药目的、可能的不良反应及所限定的液体滴入速度，加强巡视，及时发现用药反应。

（六）加强静脉治疗护士胜任力的培训

（1）医疗机构定期举办与法律法规、核心制度和静脉治疗操作流程相关的培训，并加强监督和细节管理，提高护理人员风险意识，以更好地保障自身及患者安全。

（2）对护理人员持续进行静脉治疗护理安全的相关培训，包括患者的病情判断、静脉治疗的目的、药物性质及药物疗程、患者的静脉情况评估等，以及规范的静脉穿刺及维护流程、仪器使用方法、药物安全管理、并发症的观察和预防等，注重理论和技能相结合，不断提升护士对患者进行安全静脉治疗管理的能力。

（七）加强沟通，重视人文关怀

尊重患者在静脉治疗护理中的权利，主动为患者解释静脉治疗的目的与意义，掌握有效的沟通技巧，加强与患者的沟通，在静脉治疗后及时告知患者注意事项，改变重技术轻沟通的现象，体现对患者的人文关怀，促进优质护理服务，有利于建立良好的护患关系。

（何佩仪　王海英）

第二节　静脉输血安全管理

静脉输血（blood transfusion）是将全血或成分血（如血浆、红细胞、白细胞或血小板等）通过静脉输入体内的方法，是血液病、失血性疾病或手术等急救和治疗的重要措施之一。由于输血可能发生各种输血不良反应或感染某些传染病，因此，护士在临床给患者实施输血治疗时，必须严格按照《临床输血技术规范》进行操作，落实输血全程质量监控，保证受血者的输血安全。

一、静脉输血管理的目的

静脉输血管理的目的是规范护士的输血医疗行为，从申请输血到完成输血的各个环节进行监控，提高护士的风险防范意识，消除输血的安全隐患，减少输血不良反应，控制输血性传染病的传播，防止差错事故发生，保障患者安全。

二、建立健全的输血管理制度

（1）依据《医疗机构临床用血管理办法》《临床输血技术规范》及静脉输血原则，制订医院临床用血、输血全过程的管理制度，保障临床用血安全。

（2）尊重患者的知情同意权。输血治疗前，医护人员向患者及其亲属告知输血目的、可能出现的并发症及风险等，并让患者或其亲属签署输血治疗知情同意书。

（3）严格执行患者身份识别及查对制度，杜绝输血安全隐患。

A. 医生开具输血医嘱时，护士应根据《临床输血技术规范》要求，执行受血者交叉配血的血样采集、取血及输血等各个环节的双人查对制度。

B. 护士在交叉配血的血样采集前对验单与患者身份有疑问时，应与主管医生、当班的其他护士重新核对，不能在错误标签和错误验单上直接修改，应重新填写正确化验单及打印新标签。一次采集1人血样，禁止同时采集2人以上标本；禁止从正在输液的肢体静脉采血，静脉滴注脂肪乳剂时，应在输注结束6~8小时后采血行交叉配血试验（抢救情况除外）。

C. 医务人员到输血科（或血库）取血时，取血者与发血者双方进行"三查八对"

无误后签收。如果患者发热，待发热处理后再去取血。

D. 输血前由 2 名医护人员核对医嘱、交叉配血报告单及血袋标签各项内容，检查血袋有无破损渗漏、血液有效期及血液外观是否正常，确定无异常方可输血。

E. 输血时，2 名医护人员在患者床旁再次核对医嘱、患者、交叉配血报告单及血袋标签各项内容，核对无误后，用符合标准的输血器进行输血。

（4）确保血液或血液制品安全输注，严密观察输血不良反应。

A. 护理人员应熟悉输注全血或成分血相关知识，在执行输血治疗过程中，重视各个环节的双人核对。

B. 输血前将血袋内的成分轻轻混匀，避免剧烈震荡；血液内不得加其他药物，如果需要稀释只能用无菌 0.9% 氯化钠溶液。

C. 血液发出后原则上不能退回，对特殊情况暂时不能输注的血液，如果血液出库在 30 分钟内，且包装完整和未经加温等处理，应立即送回输血科，按输血科寄存管理要求寄存。

D. 输血前及输血后、连续输注不同供血者的血液之间，用 0.9% 氯化钠注射液冲洗输血器。若选用高效床旁型去白细胞过滤输血器，要将过滤盘中残留血迹冲洗干净，按照产品说明书要求更换输血器。若用中心静脉导管输血，输血后须用 0.9% 氯化钠注射液冲洗输血管道至输血器内没有残留血迹，再用 0.9% 氯化钠注射液 20 mL 脉冲式冲洗中心静脉导管，以防导管堵塞。

E. 输血速度应先慢后快，再根据患者病情和年龄调整输注速度，并严密观察患者有无输血不良反应，如果出现输血不良反应，按"输血不良反应应急预案"及时处理，并按照《临床用血管理办法》和《病历书写规范》书写输血全过程治疗记录和输血后的效果，护理记录中输血量与发血量要一致。

F. 需要同时输入多种成分血或血液制品时，应先输注丙种球蛋白，然后输血小板，最后输红细胞或全血。

（5）输血的时间限制：血液一旦离开正确的储存条件就有发生细菌繁殖或丧失功能的危险，临床上应注意如下事项：

A. 全血或红细胞：应该在离开冰箱后 30 分钟内开始输注，每袋（200 mL）血液要在 4 小时内输注完毕（室内温度过高要适当缩短时间）。

B. 血小板及冷沉淀：从血库取回后立即输注，要求以患者可以耐受的最快速度输入，一般 1 U 血小板在 20 分钟内输注完毕，1 U 的冷沉淀在 10 分钟内输完。

C. 新鲜冰冻血浆：融化后应在 30 分钟内输注，要求以患者可以耐受的较快速度输入，对成年患者来说，200 mL 新鲜冰冻血浆应在 30 分钟内输完。

（6）建立静脉输血护理不良事件报告制度，制订输血不良事件预防和处理预案，减少输血治疗过程中发生严重不良反应、输血传播传染病等不良事件及医患纠纷，降低不良事件对患者身体造成的伤害程度，避免给医院造成直接或间接的经济损失。

三、输血质量管理与持续改进

（1）设立临床输血管理委员会。临床输血管理委员会由输血科、护理部、医务部组成,下设临床输血管理小组,由科主任、护士长及具备资质的质量控制人员组成,负责三级输血质量控制。

(2)依据《医疗机构临床用血管理办法》和《临床输血技术规范》等相关法律和规范,制订临床用血前评估、输血过程质量监控和用血后效果评价等标准,并组织实施。

(3)每年对医护人员进行至少1次输血相关法律、法规、规章制度、临床输血技术规范及输血知识的培训及考核,借助医院、网络等平台发布培训内容。

(4)开展输血质量全程监控,制订、实施控制输血感染的方案,严格执行临床输血技术规范。有条件者可实行全程输血智能信息化管理,利用信息系统进行质控,在输血流程中每个重点环节采用个人数字助理(personal digital assistant,PDA)扫码进行核查,提高输血安全性及效率。

(5)通过个案追踪法、品管圈、根本原因分析法等管理方法加强输血标本采集、输血过程的全程管理,对存在的问题进行分析、反馈,输血管理小组定期检查整改落实情况及效果。

四、静脉输血注意事项

1. 经静脉导管采集血标本

一般不宜从静脉留置针、PICC、CVC、PORT单独采集交叉配血标本,静脉条件差、建立静脉通路困难的患者需要大量采集血标本时,可停止输液2~10分钟后采血。但必须严格执行无菌操作、丢弃回抽的血液、更换接头、用0.9%氯化钠溶液冲管等流程。

(1)静脉留置针采血。采血前停止输液至少2分钟,夹闭留置针延长管,拧下输液接头,消毒接口,打开夹子,抽1~2 mL血液弃去,然后更换注射器抽取血标本,再用3~5 mL 0.9%氯化钠溶液脉冲式冲洗导管,消毒接口,更换输液接头,将血标本注入相应的试管内。

(2)经PICC、CVC采血。执行静脉留置针采血流程。用10 mL注射器抽回血6 mL弃去,更换10 mL注射器采血,如末端三向瓣膜式PICC在回抽注射器活塞1~2 mL时停顿1~2秒,以使导管的瓣膜打开,血液流进导管,采血后使用0.9%氯化钠溶液20 mL脉冲式冲洗导管,再用10 U/mL的肝素液3~5 mL封管。经双腔PICC、CVC采血时,未采血一侧的管道应停止输液并夹闭,多腔中心静脉导管应使用管腔最大的一侧导管进行采血。

(3)经PORT采血。执行静脉留置针采血流程。采血前检查回血,抽取6 mL血弃去,更换注射器采血,采血后使用20 mL 0.9%氯化钠溶液冲洗无损伤针及导管,再用100 U/mL的肝素液3~5 mL封管。

2. 取、发血双方严格执行"三查""八对""八不接"

正确领取血液是保障输血安全的关键环节之一。原则上一人一次只能取同一血型的血液及成分血,取血者与发血者双方实行双人查对、双签制度,严格执行"三查""八对""八不接",查对信息无误后,共同在发血单上签字。

(1)三查。查血液质量、血袋包装、标签及有效期。

（2）八对。对患者床号、姓名、病案号、血袋号或贮血号、血型、成分种类、血量、交叉配血试验结果。

（3）八不接。凡血袋有以下情形之一的，一律不得领回，即"八不接"：标签破损、字迹不清，血袋有破损、漏血，血液中有明显凝块，血浆呈乳糜色或暗灰色，血浆中有明显气泡、絮状物或粗大颗粒，未摇动时血浆层与红细胞的界面不清或交界面上出现溶血，红细胞层呈紫红色，过期或需要查证的情况。

3. 输血工具的选择

（1）根据患者的年龄、病情、血管条件、输液治疗方案及预期治疗持续时间、输血需要及医疗条件选择合适类型的外周或中心血管通路装置输血，包括头皮钢针、静脉留置针、MC、CVC、PICC、PORT。

（2）一般不使用头皮钢针直接穿刺输血，如果是短期、单项输血治疗，优选静脉留置针，根据血液种类、血管大小选择 20～24 G 留置针；如果是长期的输血治疗，则优先选择中心静脉导管输血。

（3）使用无针输液接头输血。如果使用肝素帽则须连接 9 号头皮钢针或取下接头连接输血器，输血后更换接头。

4. 输血器的选择

（1）输注全血、红细胞、血小板、血浆、冷沉淀等使用标准有螺口连接的输血器（滤器孔径 170～260 μm）。

（2）异基因造血干细胞移植后患者，自身免疫功能重建前，输注未经辐照的红细胞、血小板时，应使用床旁型去白细胞过滤输血器，以最大限度降低人类白细胞抗原（human leukocyte antigen，HLA）不相容引起的移植物抗宿主反应（host versus graft reaction，GVHD），减少巨细胞病毒（cytomegalovirus，CMV）感染风险。

5. 经 MC、PICC、CVC、PORT 输血

（1）经 MC、PICC、CVC、PORT 输血，遵照输血护理常规及输血流程执行。

（2）若用未输液的 MC、PICC、CVC 输血，输血前用含有 10 mL 0.9% 氯化钠溶液的注射器抽回血，确认导管通畅后按流程输血；用正在输液的导管输血，先停止正在输注的液体，按护理技术规范消毒并连接无针输液接头和备用 0.9% 氯化钠溶液，冲管后按流程输血。输血完毕，先用 0.9% 氯化钠溶液冲洗输血管路，待输血管路冲洗干净，用 20 mL 0.9% 氯化钠溶液脉冲式冲洗导管，再使用 10 U/mL 的肝素钠稀释液 3～5 mL 正压封管。注意，应使用 10 mL 或以上注射器冲封管。若输液接头内残留血迹，应立即更换接头。

（3）如果使用 2 个或 2 个以上管腔进行输液者，应提前做好输液、输血计划，合理使用各个管腔通路：输注有时间节点控制的药物（如抗生素、化疗药、免疫抑制剂等），宜选用流量较小的管腔；输血时宜用多腔管道中流量最大的管腔，以保证输血速度。

（4）使用末端开放式双腔 PICC 输血前、后，两管腔均使用 10 mL 或以上 0.9% 氯化钠溶液脉冲式冲管，封管时建议采用单手双腔同时封管法，避免因压力差使血液进入另一侧管腔而造成血栓性堵管。

（5）经 PORT 输血必须使用专用无损伤针头，遵照 CVC 输血流程输血，输血后先用 0.9% 氯化钠溶液冲洗输血管路，待输血管路冲洗干净，用 20 mL 0.9% 氯化钠溶液脉冲式冲洗无损伤针及 PORT，再用 3～5 mL 100 U/mL 肝素稀释液封管。输血过程要观察 PORT 座局部皮肤组织情况，倾听患者主诉，若局部组织出现肿、痛，要另建静脉留置针通道输血，请有资质的护士或医生进行输液港的评估及并发症的处理。

（黄果花　何佩仪　林嘉旋）

第三节　护理文书管理

一、护理文书的定义

临床护理文书是指护士在临床护理活动过程中形成的全部文字、符号、图表等资料的总和，是护士观察、评估、判断患者问题，以及为解决患者护理问题而执行医嘱、护嘱或实施护理行为的记录，临床护理文书包括医嘱单、护嘱单、护理记录单、手术护理记录单、手术安全核对单及知情同意书等。

静脉治疗护理文书是指在静脉治疗护理活动过程中形成的护理文书记录。护理人员须严格遵守法律、法规及各项静脉治疗护理规范，做好各项静脉治疗护理文书记录，这对保障患者生命安全和静脉治疗护理安全有着重要的法律意义。其基本要求为：必须遵守临床护理文书书写要求，做到书写客观、准确、及时、动态、完整、规范，具有法律效力。同时，应体现静脉治疗护理行为的科学性、规范性，以及静脉治疗护理专业自身的特点及专业内涵。

二、临床常用的静脉治疗护理文书

（1）PICC 置入术知情同意书、中等长度导管置入术知情同意书、CVC 置入术知情同意书等。

（2）导管置入手术记录单，包括 PICC 置入术记录单、中等长度导管置入术记录单。

（3）导管置入术后维护记录单，如 CVC 置管术后维护记录单、PICC 置入术后维护记录单、中等长度导管置入术后维护记录单等。

（4）PICC 置入术后患者健康教育单、中等长度导管置入术后健康教育单等。

（5）并发症评估与护理单，如静脉炎分级评估单、药物渗出/外渗专科护理评估单，发生药物渗出/外渗时记录的专科护理单等。

三、静脉治疗相关护理文书书写要求

静脉治疗相关护理文书书写要求详见第四章第四节的相关内容。

（何佩仪　卫建宁　王海英）

第四节　护理会诊管理

在临床工作中遇到静脉治疗护理相关的疑难病例、护理操作及新技术推广等问题时，应及时邀请静脉治疗护理小组会诊，以保障患者静脉治疗护理安全和护理质量。

一、护理会诊的基本要求

（1）根据会诊范围，会诊分为院内会诊和院外会诊。院内多学科静脉治疗会诊应当由护理管理部门组织。

（2）当患者出现了超出本科室处置能力的与静脉治疗相关的疑难问题时，可发出会诊申请。

（3）根据病情及需求解决问题的紧急程度，会诊分为急会诊和普通会诊。院内急会诊应当在会诊请求发出后 10 分钟内到位，普通会诊应当在会诊发出后 24 小时内完成。

（4）医院护理部应当统一静脉治疗护理会诊记录单及填写规范，明确各类会诊的具体流程。会诊单书写内容包括患者基本信息、简要病史、静脉治疗护理会诊目的、申请时间（详细到分）、申请人、会诊意见和建议、会诊人等。

（5）原则上，会诊请求人员应当陪同完成会诊。会诊人员在会诊后须详细记录会诊意见，解决静脉治疗相关问题，提出后续治疗与护理建议，必要时可开出护理医嘱。会诊记录包括会诊意见和建议（如评估结果、处理意见、处理方式及建议，对置管患者应填写相应知情同意书、风险告知书、评估记录单、患者信息维护档案等记录）、会诊时间及会诊人员签名等。

（6）前往或邀请机构外会诊，应当严格按照国家及医院有关规定执行。

二、静脉治疗护理会诊的适用范围

（一）静脉治疗护理会诊的适用情况

（1）静脉治疗通路建立困难或疑难置管的患者。

（2）疑难病例或特殊人群的评估与静脉治疗护理方案的决策。

（3）发生静脉治疗相关并发症的患者，如药物外渗、导管堵塞、导管异位、导管相关性血栓、导管相关性感染、拔管困难、导管断裂等。

（二）院内会诊

1. 院内会诊人员资质

受邀会诊人员的业务水平是会诊质量的重要保证。承接静脉治疗护理会诊的人员原则上应具备本科及以上的学历、中级及以上职称、静脉治疗专科护士资格，PICC 置管会诊人员应具备 PICC 置管资格证书。

2. 院内普通会诊

院内普通会诊由科室的护理组长或专科护士提出，并填写会诊申请单，书写简明扼要的病情、诊疗情况、申请会诊的理由和目的，经本科的护士长同意并签名后发送至医院静脉治疗小组。静脉治疗小组接到会诊邀请后安排本专业有资质的小组成员在要求时间内完成，会诊后及时书写会诊意见。

3. 院内急会诊

凡因紧急情况（如 PICC 置管困难、高危药物外渗、导管断裂等）需要急会诊的患者，可电话邀请急会诊。被邀请的静脉治疗小组成员在接到紧急会诊的电话后，必须在 10 分钟内到位，会诊后及时补写会诊申请单及会诊意见。

4. 院内多学科联合会诊

（1）疑难病例或患者病情涉及多个学科，需要多专业、多学科（如超声科、介入科、血管外科、心内科等）协同处理的病例应进行 MDT。

（2）会诊申请由病区护士长提出，如果时间允许，书面汇报静脉治疗小组和护理部，由护理部组织进行，并确定会诊时间，通知相关人员参加。

（3）提出会诊的科室应根据会诊需要解决的问题进行认真准备。将病例的有关资料加以收集和整理，尽可能整理成书面摘要，事先发给参加会诊的相关人员。会诊过程中由管床责任护士负责介绍及解答有关患者病情、诊断、治疗护理等方面的信息，护理组长、护士长进行补充。参加会诊人员对病情、护理问题、措施等进行充分的讨论，并提出会诊意见和建议。

（4）会诊结束后由科室护士长总结，指定人员对会诊过程、结果进行记录并组织临床实施，观察护理效果。对一时难以解决的问题可以立项专门研究。

（5）会诊结束后由承接会诊的人员在"静脉治疗护理会诊单"上填写会诊意见和建议并签名。

（三）院外会诊

（1）院外会诊是指由其他医疗机构提出书面邀请，护士经所在医院批准，为该医疗机构特定的患者开展执业范围内的诊疗和护理活动。

（2）所有应邀的静脉治疗护理院外会诊人员均要上报医务部/护理部备案并经批准，不得擅自外出会诊。

（3）应邀人员必须具备主管护师以上职称、静脉治疗专科护士资格等医院相应的会诊人员资质。

（4）邀请会诊医疗机构的技术力量、设备、设施应能为会诊提供必要的安全保障。会诊邀请未超出受邀请护士的执业范围，外出会诊须注意保证护理安全。

（5）应邀会诊。其他医疗机构邀请医院护理专家外出会诊的，护理部负责查验邀请会诊机构的"会诊邀请函"。在不影响医院正常业务工作和护理安全的前提下，联系相关人员安排会诊工作，被邀请人如实填写"应邀会诊出诊单"，一式四份，均由护理部加盖公章，会诊护理专家凭该出诊单到外院会诊。"应邀会诊出诊单"一份存放于护理部，一份由会诊护士存留，两份由会诊护理专家交给邀请会诊的医院。会诊结束后会诊护理专家带回两份"会诊邀请函"，一份会诊者本人留存，一份交护理部归档。

（6）应邀会诊人员接到会诊任务后，应当详细了解患者的病情，亲自检查评估患者，完成相应会诊工作，并按规定书写会诊意见。在会诊过程中要严格执行有关法律、法规、规章和护理规范。

（7）在会诊过程中出现超出本人处置能力范围的情况时，应及时、如实告知邀请医疗机构，并终止会诊。

（8）会诊结束后，应邀会诊人员应在返回本医院2个工作日内将外出会诊的有关情况向护理部汇报。

（何佩仪　卫建宁　王海英）

第五节　健康教育管理

一、静脉治疗护理健康教育实施者

（1）医院及病区成立健康教育小组，设专人管理，由静脉治疗专科护士、PICC置管护士及管床护士向患者及家属提供符合需要的静脉治疗相关健康教育内容。

（2）通过召开健康教育工作会议、培训、讲座等提高护理人员的静脉治疗护理健康教育能力与水平。

（3）健康教育实施者及管理者应定期对健康教育的执行情况进行评价、总结和反馈，持续改进质量。

二、静脉治疗护理健康教育实施

（1）实施健康教育前，须评估患者对健康教育内容的需求及接受能力，选择最适合的形式。

（2）静脉治疗护理健康教育内容主要包括静脉治疗相关规章制度（如静脉用药安全制度、知情同意制度、静脉治疗会诊制度等）、导管安全留置事项（包括外周留置针注意事项、置管肢体锻炼方式、带管洗澡方法、并发症观察技巧、日常生活注意事项等）、相关疾病知识宣教（包括相关检查、治疗、用药知识介绍、病情观察指导，PICC置管前宣教及置管中、置管后指导，输液港维护指导）等。

（3）采用多种形式的健康教育，如个别指导、集体讲解、书面信息展示、健康教育讲座、视频播放、发放健康教育资料等；定期随访，为带管患者提供咨询服务、生活指导、导管相关并发症的预防与处理措施等。

（4）患者对静脉治疗护理健康教育知识的接受程度受年龄、文化程度、职业、置管时间、置管次数、PICC及输液港维护网点等因素的影响。因此，应对患者及其家属、陪护人员建立完善的、可行的、长效健康教育模式。

（5）选择最适当的时机向患者提供信息，充分考虑疼痛、焦虑及其他治疗引起的干预对患者理解力造成的影响。

（6）带静脉导管及输液港出院患者健康教育内容主要包括饮食、用药、休息、置管侧肢体皮肤、肢体活动、病情观察、复诊及相关疾病的知识宣教等。

（7）静脉导管护理门诊患者健康教育内容主要包括门诊环境、开诊时间、预约就诊方法及缴费流程、导管维护注意事项、休息、饮食、运动、置管肢体锻炼、病情观察、就诊、用药及相关疾病的知识宣教等。

三、建立健全的静脉治疗护理健康教育工作档案

健康教育实施者应进行完整的静脉治疗护理健康教育活动记录，及时搜集、整理、妥善保管健康教育素材、记录、总结、评价等资料，包括文字、图片、影音文件等，从而切实反映静脉治疗护理小组平时工作情况，以备考核和评价。

（何佩仪　王海英　李晓辉）

第六节　医用耗材管理

目前，临床常用的静脉治疗医用耗材种类繁多且数量较大，静脉治疗医用耗材的管理已成为静脉治疗风险管理中重要的一环。

一、医用耗材的定义

医用耗材是指经药品监督管理部门批准的使用次数有限的消耗性医疗器械，包括一次性及可重复使用的医用耗材。临床常用的静脉治疗医用耗材包括一次性输液器、注射器、各类静脉导管、输液接头、附加装置及固定导管的透明敷贴等。

二、医用耗材相关管理制度

1. 入库验收制度

使用科室对领入的一次性输液器、注射器等，应建立专门的入库验收记录档案和登

记账册，记录每次领入耗材的名称、规格、型号、数量、单价、产品批号、供货商及产地、有效日期、生产日期、消毒日期等，保证医用耗材质量。

2．**质量验收制度**

每批产品到货时认真检查其检测报告是否完整、外包装有无破损、标识是否齐全、规范、有无菌标志等，并记录备案。

3．**质量反馈制度**

健全医用耗材质量反馈制度，定期征求各科室医务人员对医用耗材使用质量的建议，及时发现问题并采取相关应对措施，如封存、送检等。因此，要不定时地调查医用耗材的使用质量情况。

4．**储存管理制度**

一次性注射器、输液器由供应室设专室存放、专人管理，物品根据种类、规格、生产日期等分别置于专用储物架上，储物架离地面至少 20 cm、离天花板至少 50 cm、离墙面至少 5 cm，标识清晰；按照剩余有效期由短至长顺序摆放；室内清洁干燥，通风良好。每日入库、出库均登记入册，做好每日统计工作。

三、医用耗材相关管理方法

医院应根据《医疗器械监督管理条例》《医疗器械使用质量监督管理办法》及《医疗机构医用耗材管理办法（试行）》等规定，结合医院实际，制订管理规定。

1．**医院设立医用耗材管理委员会**

（1）医院设立医用耗材管理委员会，承担医用耗材管理责任，对医疗耗材的采购、验收、储存、发放、使用、回收、销毁、追溯、监测、评价等全过程进行有效管理，以促进临床科学、合理使用医用耗材。静脉治疗小组须对医院静脉治疗医用耗材的临床使用进行不良反应的监测和质量安全的评估，并提供咨询与指导。

（2）须试用的静脉治疗医用耗材，须由科室申请，护理部耗材小组对试用的必要性、可行性及相应的安全保障措施进行审核、论证，经医院耗材管理委员会批准后，方可进行临床试用。试用产品一律不能收费。试用的医疗耗材由供应公司免费提供，且不得附加任何条件。若因试用产品的质量问题而发生纠纷，一切责任由提供产品的公司承担。

2．**保证货源规范性**

（1）规范采购环节。医用耗材相应的使用科室，应依据自身的实际需求填写耗材计划申请，并安排专门的采购人员落实采购计划。

（2）订货索证。为医院提供医用耗材的所有供货商必须提供"四证一报告"，即经营许可证、生产许可证、卫生许可证及产品注册证和医疗器械质量监督检测中心的检测报告。凡证照不齐企业生产的产品一律不准进入医院。

3．**普及医用耗材相关法律法规**

（1）完善制度。医院应根据国家卫生健康委员会颁布的《医院隔离技术标准》《医院感染管理规范》及各省、市卫生健康委员会颁布的有关规定，结合医院实际制订、完善相关制度，并督促各部门执行。

（2）全员培训。医院组织全院医护人员学习并掌握国家有关医用耗材管理的法律法规、规章制度和合理使用医用耗材的知识，认真贯彻落实相关政策，重视医用耗材管理。

4. 规范医用耗材使用方法

（1）使用前认真核对。严格落实"一人一用一消毒"制度，使用前检查包装上的生产批号、有效期，重点检查有无灭菌标志、有无破损漏气。

（2）临床使用部门应遵照使用说明书、技术操作规范等合理合规使用医用耗材，使用安全风险程度较高或植入类的静脉治疗医用耗材（如 PICC 导管、中等长度导管等）时，应当由具备相关技术操作资格的人员使用，并与患者或家属进行充分的沟通，告知患者或其家属可能存在的风险，并签署知情同意书。

（3）使用过程中密切观察。使用时若发生热源反应、感染或其他异常情况，应及时封存物品送检，同时按规定详尽记录，并报告护理部、医院感染管理科、设备采购部门等，并及时组织调查，必要时通知生产厂家。

5. 规范医用耗材发放、回收和处理流程

（1）发放管理。中心供应室应坚持数目相符、专册登记的原则，根据各病区申领的输液器、注射器数量核实发放。

（2）正确回收处理。医用耗材临床使用过程中应严格落实医院感染管理有关规定，一次性使用的医用耗材不得重复使用，严厉禁止一次性输液器、注射器等被重复利用和出现私自外流造成社会危害的现象。已使用的一次性耗材，由各医院感染管理监控办公室指定的厂家回收，进行无害化处理。

6. 构建医用耗材物流计算机管理系统

采用电子信息系统等方法对医用耗材进行信息动态化的高效规范管理。医院对各类医用耗材的名称、规格及种类进行整理、分类等，在此基础上对医用耗材名称进行统一归类编码后，再投入临床使用，实现有效磨合。

（何佩仪　王海英　李晓辉）

第七节　仪器设备使用管理

临床上常用的与静脉治疗相关的仪器设备包括输液泵、便携式输注泵、微量注射泵、高压注射泵、超声引导系统、心电监护仪等。医院应根据国家颁布的《医疗器械监督管理条例》及《医疗器械使用质量监督管理办法》等规定，结合医院实际，制订相关管理规定，以规范仪器设备的购置、标识、维护和使用的管理，除了确保仪器设备正常运作并符合相关规定要求，保证药物输注、检测等结果的准确、可靠之外，最重要的是保障患者的输液安全。

1. **仪器设备的购置**

根据检测工作或预期使用的需求，提出仪器设备购置计划，收集相关仪器设备资料。

2. **仪器设备的验收**

检查仪器设备的型号、规格、数量、外观、质量，以及附件、合格证书、使用说明书等文件的齐全性和标准技术性能指标的符合性。详细填写仪器设备验收记录表并存档，然后将仪器交给使用的科室或相关负责人保管。

3. **仪器设备的使用**

科室应制订标准的操作规程，且必须由经过专门培训的、有资质的医务人员进行仪器设备的操作和使用，并根据患者的年龄、病情、治疗方案、血管穿刺类型及护理环境等，尽量选择最合适的仪器设备。

4. **仪器设备的保养**

仪器设备的保养工作应遵循"定人保管、定期保养、定位校验"的原则，落实到具体人员，明确职责，定期进行检查。根据仪器设备的不同性质和保存要求，要做好防尘、防潮、防震、防腐蚀等工作，使仪器设备保持应有的性能和精密度，并时刻处于完好的可用状态。仪器设备的使用人员应做好详细的使用记录，了解并经常检查仪器设备的运行、保存、维护等情况，发现失灵、损坏、故障等情况应及时与维修部门取得联系，及时进行维修。

5. **仪器设备检定、校准**

凡列入国家规定的强制检定仪器范围内的计量检测仪器，必须按检定周期送政府计量技术机构进行检定；超周期未经检定或检定不合格的检测仪器不能使用。技术负责人定期督促、检查有关人员，严格按规定及时检定、校验仪器，平时也应加强对检测仪器的使用管理，做好检定详细记录。

6. **仪器设备的维修**

仪器设备使用一定时间后，可能出现损坏、老化、精确度下降、故障等情况，使用人员一经发现，应立即停止使用，并挂故障标识牌，提出维修申请，由部门负责人请示领导审批后送有关单位维修。凡因不负责任、违反操作规程而损坏或丢失各类仪器设备者，应根据医院赔偿制度进行处理。

7. **建立档案**

应该建立档案的文件资料包括筹购合同、仪器设备验收记录表、仪器设备性能和维修说明书、使用操作规程和保养规定、故障的维修情况及检定记录等。

8. **新护理设备（用具）的申请制度**

（1）临床科室应尽力改善临床护士工作条件及满足患者静脉治疗需要，根据优质、高效的护理要求，适时添置必需的护理设备和用具。

（2）护理设备或用具应按医院规定程序申领及使用，任何科室不得私自接收和使用未经医院审批的护理设备。

（3）申请购置程序。首先由使用科室提出申请，经护理部审核后，再书面报告医疗设备部门统一购置。

（4）凡新购进的护理设备或用具须由护理部组织临床试用验证后，再书面报告，审批购置。

（5）护理设备和用具三证的把关工作及临床使用质量控制由医院指定的部门负责。

（何佩仪　王海英　李晓辉）

第八节　静脉治疗相关的患者知情同意与告知

静脉治疗过程中，医务人员需要尊重患者的合法权益，包括医疗权、自主权、知情同意权、隐私权等。患者有权知悉医院提供的治疗、护理信息，并有权接受和拒绝治疗。

（1）患者的知情同意权是一项宪法性权利，在诊疗护理实践中充分履行告知义务是保障患者知情权的唯一途径。护士在实施各项静脉治疗操作技术前，应及时向患者及家属进行简明扼要的讲解，以使其明白治疗的过程、潜在的相关风险、副作用、预期后果，并进行相应的配合。

（2）护士在告知和讲解时应使用规范的方式及患者能够明白的语句，尽量避免使用专业术语。对语言沟通存在障碍（如使用地方方言、聋哑、气管切开）的患者等，应采用适宜的方式如语言翻译、手语、文字、图示等协助沟通。

（3）护士要在患者完全理解的情况下进行告知或说明，对患者反馈的意见应予以确认，并将意见记录于护理文书中。

（4）护士在进行经外周静脉输注强刺激性药物或发疱剂等危险性较大或侵入性护理操作技术（如PICC置入术、中等长度导管置入术等）时，应及时向患者或家属说明医疗风险，经患者或家属签名同意后，才能进行操作。PICC及中等长度导管置入术应在患者签署相应的静脉导管置入术知情同意书后方可遵医嘱执行操作。静脉导管置入术知情同意书包括置管目的、置管过程中及留置期间可能存在的风险和预期的结果等内容。

（5）应用保护性约束以预防输液导管非计划性拔管时，应告知患者家属（患者清醒时告知患者）约束的目的、方法，经家属或患者同意并在"护理安全告知单"上签名才能实施，护士应做好交接班并记录。

（6）对患者需要自费或部分自费的医用材料，护士均应遵循告知程序。护士要向患者或家属解释使用该用品的目的、必要性，并征得同意后让患者或患者授权的代理人履行签字手续。

（7）患者为无民事行为能力人或者限制民事行为能力人，以及须进行保护性医疗时，可以由患者家属代替患者本人决定是否接受相关治疗、操作或者仪器设备的使用，其余情况下，均以患者本人为第一告知对象并签字。

(8) 当患者在治疗间歇期需要实施自我护理时，护士应为患者和（或）家属提供相关健康教育，包括潜在并发症的预防方法和应急措施。

（何佩仪　王海英　李晓辉）

第九节　医疗安全（不良）事件报告与处理

一、静脉治疗护理相关医疗安全（不良）事件

医疗安全（不良）事件是指在临床诊疗活动中及医院运行过程中，任何可能影响患者的诊疗结果、增加患者的痛苦和负担并可能引发医疗纠纷或医疗事故，以及影响医疗工作的正常运行和医务人员人身安全的因素和事件。

随着静脉治疗技术的不断进步，静脉治疗工具的不断更新，静脉治疗的风险也随之增加。患者在接受静脉治疗护理过程中，可能因静脉用药、静脉治疗相关技术、产品、设备或流程等存在问题，出现不良后果。因此，须特别注意与静脉治疗护理相关的影响患者的诊疗结果、增加患者痛苦和负担，并可能引发纠纷事故的事件的发生。

二、医疗不良事件的等级划分

医疗安全（不良）事件按后果的严重程度分4个等级。下面将结合静脉治疗护理安全（不良）事件案例进行说明。

(1) Ⅰ级事件（警讯事件）。非预期的死亡，或是非疾病自然进展过程中造成永久性功能丧失。例如，因为输错血液导致患者死亡事件。

(2) Ⅱ级事件（不良后果事件）。在疾病医疗过程中诊疗活动而非疾病本身造成患者机体与功能损害。例如，在输液过程中误将外用药物当成静脉药物输入患者体内，导致患者发生急性肾功能衰竭事件。

(3) Ⅲ级事件（未造成后果事件）。虽然发生了错误事实，但未给患者机体与功能造成任何损害，或有轻微后果而不需任何处理可完全康复。例如，通过外周静脉留置针输注化疗药物发生渗漏导致局部组织轻度受损后达到自愈的事件。

(4) Ⅳ级事件（隐患事件）。由于及时发现错误，尚未形成事实。例如，备药者在准备静脉输注用药时备错药物，被加药者核对时发现，重新核对无误加入正确的药物。

三、与静脉治疗护理相关安全（不良）事件报告管理

为加强静脉治疗护理安全（不良）事件的报告与管理，保障患者的安全，应做好

如下工作：

(1) 严格执行医院《医疗安全（不良）事件报告管理制度》的规定。医院应建立有效的安全（不良）事件报告管理制度与上报流程，对于Ⅰ级和Ⅱ级事件执行强制性报告，Ⅲ级和Ⅳ级事件采取自愿性、保密性、非处罚性和公开性原则，鼓励医护人员对静脉治疗安全（不良）事件及时、有效进行报告。

(2) 实行护理部、科、区三级静脉治疗护理安全管理架构，各级管理人员及病区静脉治疗护理管理员认真履行职责，做好病区、科内的静脉治疗护理安全监控工作。

(3) 静脉治疗护理安全（不良）事件报告范围主要包括静脉用药错误，输液及输血反应，高危药物外渗、渗漏，职业暴露（锐器伤），静脉导管断裂，静脉导管堵塞或异位，静脉导管连接错误，静脉导管相关性血流感染，静脉导管相关血栓形成，静脉导管非计划性拔管，化疗药物污染，静脉采集标本时间、类型、储存错误，血液标本采集不合格，输血、输液器材质量问题，输血、输液核对不足，静脉导管使用贴膜不当，导管相关性皮肤损伤，静脉穿刺过程中误伤神经或动脉，等等。

四、安全（不良）事件报告程序及要求

(1) 发生与静脉用药、输血、输液、血液标本采集、静脉有创操作等相关的不良事件时，按照医院要求及时上报，同时作为护理管理危急值及时上报护理部及静脉治疗护理安全（不良）事件管理小组。

(2) 紧急情况应立即当面或电话报告。

(3) 网络上报时限。Ⅰ级和Ⅱ级事件，当事人/科室须在2个工作日内上报；Ⅲ级和Ⅳ级事件，当事人/科室须在5个工作日内上报。

(4) 记录不良事件发生的时间、地点、临床处理及结果、通知到场的相关人员、联系电话等。发生输血输液反应时，应及时记录输血、输液的具体成分，输入时间，输入量，反应的事件、症状，通知医生的具体处理时间及措施，患者的转归及处理，等等。

(5) 当事人填写事情经过，病区及科室进行原因分析和提出改进措施。

五、医疗安全（不良）事件的管理及质量改进

1. 护理部、科、区成立静脉治疗护理安全（不良）事件报告与管理小组

由护理部组织科、区护士长及静脉治疗护理专科小组成员组成管理小组，其中每个病区设立1名静脉治疗护理管理联络员。

(1) 小组职责。及时提供国内外输液发展趋势及先进管理理念等知识，组织修订静脉治疗的相关制度、规范、操作技术标准操作规范、并发症处理应急预案，指导、检查静脉输液不良事件的报告与管理，进行数据统计和追踪。识别与报告静脉治疗护理安全（不良）事件，并提出初步的质量改进建议，落实相关科室的持续质量改进措施。每个季度将发生频率较高（每月或数月发生1次）的静脉治疗护理安全（不良）事件进行汇总，组织小组成员进行调研、讨论、分析和改进，组织全院护士进行经验分享和讨论等。

（2）静脉治疗管理联络员的职责。定期检查、指导静脉输液安全质量，收集本科室静脉治疗护理安全（不良）事件相关数据与敏感指标并记录，对发生的不良事件主动进行追溯与填报，配合静脉治疗护理安全（不良）事件小组对发生事件进行原因分析、措施改进与结果追踪，并落实静脉治疗护理持续质量改进措施等。

2. **明确发生静脉治疗护理医疗安全（不良）事件后的处理流程**

（1）及时评估事件发生后的影响，积极采取挽救或抢救措施，将损害程度减至最低。

（2）与事件有关的记录、标本、化验结果及相关药品、器械均应妥善保管，不得擅自涂改和销毁。

（3）护士长及病区静脉治疗护理管理员应负责组织对本单元发生的静脉治疗护理医疗安全（不良）事件进行调查，组织讨论，分析管理制度、工作流程及层级管理等方面存在的问题，确定事件发生的原因并提出改进意见或方案。

3. **定期培训，建立无惩罚的安全文化氛围**

（1）在静脉治疗护理安全（不良）事件的应急预案中确定静脉用药错误、输液（输血）反应、静脉导管脱出、静脉导管断裂、静脉导管拔管困难、静脉导管堵塞、药物外渗、有毒药物外溢、针刺伤等情况的处理方法。管理者应定期对护士进行专项应急预案准备和演习、宣传、教育等，提高护理人员对静脉输液不良事件的风险防范意识和处理能力。

（2）鼓励积极主动上报护理安全（不良）事件。对积极报告和有效预防不良事件的科室和个人，按照医院规定给予奖励。对整改措施切实有效并且实现静脉治疗护理流程再造、促进质量获得重大改进的，给予相应奖励。对有意隐报、瞒报或引起投诉、纠纷、事故的，应按照医院有关规定执行。

（3）鼓励患者参与静脉治疗护理安全制度的落实。持续开展患者安全教育，责任护士应及时向患者告知静脉治疗护理的目的、注意事项及不良反应观察内容，邀请患者参与静脉治疗护理关键核心制度（如使用药物前查对制度、用药不良反应观察制度）的落实。在实施静脉穿刺置管等有创操作（如PICC置管、中等长度导管置管、静脉留置针置入）前，以及使用高危药物、血管活性药物前，应充分告知患者及家属，取得同意后才能进行，必要时签署知情同意书。在使用药物、输液、输血等治疗前，若患者提出疑问，护士应再次核对无误后方可进行操作。

4. **持续质量改进**

针对已经发生的静脉治疗护理安全（不良）事件，应采取多种护理质量改进方法进行持续质量改进。当发生严重不良事件时，可使用问题根因分析法（root cause analysis，RCA）或其他方法进行系统的调研分析，提高静脉治疗护理的质量和安全性。分析和改进流程包括：

（1）分析不良事件，查明原因，采取特定的患者保护策略和改进措施。

（2）采取多学科交叉分析法，关注系统问题、操作流程、人力资源、产品和设备、人员培训等。

（3）定期组织持续质量改进小组对不良事件进行分析、针对相关流程进行改进，组织护士进行经验分享和讨论，临床医护人员积极参与护理质量改进计划的制订、执行和评价全过程。

（何佩仪　王海英　陈利芬）

第十节　护理新技术、新项目管理

一、护理新技术、新项目的定义

静脉治疗护理新技术、新项目是指在医疗机构范围内首次应用，近年来在国内外静脉治疗护理领域具有发展趋势的新技术、新项目，如隧道式PICC置入术、腔内心电图PICC尖端定位技术等。规范化的管理，可以保证静脉治疗护理技术安全、有效地推广应用。

二、新技术、新项目的分级

（1）Ⅰ级。市内已有医院成熟使用而所在医疗机构尚未使用的新技术。
（2）Ⅱ级。省内已开展、市内尚未使用的新技术。
（3）Ⅲ级。国内已开展、省内尚未使用的新技术。（省内创新）
（4）Ⅳ级。国外已开展、国内尚未使用的新技术。（国内创新）
（5）Ⅴ级。科室自主研发的国内外尚未使用的新技术。（国际创新）

三、护理新技术、新项目的管理与基本要求

（一）总的原则
（1）医疗机构拟开展的静脉治疗新技术、新项目应当具备科学性、安全性、有效性、经济性、临床适用性，符合社会伦理的原则。
（2）应按医疗机构的新技术、新项目审批流程申报，所有新项目、新技术必须经过所在机构相关技术管理委员会审核。

（二）申报
（1）对拟开展的新技术、新项目，科室或医院静脉治疗小组讨论后提交"新技术、新项目准入申请表"，内容包括申报依据、适应证、方法、先进性、安全性和有效性、可能出现的风险、预案措施、开展形式（有创或无创）、技术来源（创新或引进）、技术属性（是否双面性）、项目负责人及相关人员资料（包括资格证书、职称证书及培训证书）及现有技术设备现状、需要配备的技术或人员条件等。申报Ⅲ级、Ⅳ级、Ⅴ级新技术须提交省内、国内外研究和使用该项技术的检索报告及相关技术资料。

（2）申请人员应具备的条件。开展静脉治疗护理新技术、新项目的人员应具备中级以上职称，并有该技术或项目的系统培训经历证明，如中等长度导管、PICC 置管证书、静脉导管维护证书等，有些技术的操作人员须有上岗证明或资格证书。

（3）开展的静脉治疗护理新技术、新项目采取静脉治疗小组负责人或申请人负责制。提交"新技术、新项目准入申请表"时，负责人须同时提交完善的操作规程、操作评价标准及护理常规，并制订相关的培训内容、方式及评估预期效果，以书面形式上报护理部、医务部及相关领导审批和备案。

（三）护理新技术、新项目的论证程序

医疗机构的医疗及护理质量与安全管理委员会作为主管部门，应对静脉治疗新技术、新项目进行全程管理，全面负责新技术、新项目的理论和技术论证，重点论证本医疗机构技术能力和安全保障能力。通过论证和审核批准方可开展临床应用。具体工作由护理部及护理质量管理委员会负责落实。具体论证程序如下。

1. 自我评估

（1）拟开展的静脉治疗护理技术属于本院首次应用的护理技术。

（2）申请科室或负责人对拟开展的护理新技术及新项目的实用性、安全性、有效性及所产生的社会效益和经济效益进行自我评估并写出自评报告。

（3）申报新技术前，科室主任或项目负责人须组织相关人员完成以下论证工作：

A. 分析项目一般情况、特殊性及存在的风险和影响，填写"新技术、新项目医疗风险评估及预案表"。

B. 论证项目国内外开展情况、开展依据、安全性、先进性、经济性、社会适用性。

C. 评估开展新技术的技术方法、所需设备和耗材是否已在供应目录内等。

D. 详细拟定新技术的技术规范、操作规程、规章制度、患者知情同意书。

E. 明确新技术操作者的最低职称、培训要求、授权机制及相关人员职责。

F. 完善相应的自我约束、鼓励和监督机制。

（4）填写"新技术、新项目审批表"，并报送医务处医疗质量管理科。

2. 规范性审查

（1）医务处医疗质量管理科对申请资料进行规范性审查。合格后启动论证，不合格则退回申请科室进行重新评估并填写审批表。

（2）邀请 3～5 名与技术相关的学科专家进行评审，必要时邀请外院专家参加论证。

3. 启动论证

确定审核专家成员（包含医疗伦理管理委员会、医疗技术临床应用管理委员会及护理质量与安全管理委员会），对拟开展的新医疗技术申请进行医疗安全性与伦理安全性的讨论。

4. 审核

（1）经专家组论证后，进行现场审核并提交审核意见，形成医疗技术临床应用审批结论。

（2）审核合格的，通知申报科室在临床应用相应的医疗技术，若该技术为限制类医疗技术的，还应准备完善的资料供备案管理。

（3）审核不合格的，专家组提出整改意见，待申请科室整改后重新启动论证与审核评估。凡未经院医疗技术临床应用管理委员会及上级管理部门批准开展的项目，各科室不得自行开展，否则将追究科主任或科室负责人责任。

（4）新技术、新项目临床应用前，要充分论证其可能存在的安全隐患或技术风险，并制订相应预案。

（5）医疗机构应当建立新技术、新项目临床应用动态评估制度，对新技术、新项目实施全程追踪管理和动态评估。

（6）拟开展的新技术、新项目所使用的医疗器械须有医疗仪器生产企业许可证、医疗仪器经营企业许可证、医疗器械注册证和产品合格证，并附有加盖企业印章的复印件以备查，严禁使用资质证件不全的医疗仪器开展新技术、新项目。

（四）护理新技术、新项目的伦理知情同意

新技术、新项目经医疗技术准入管理委员会审核通过后，报医学伦理委员会审查，医学伦理审查通过后报分管院领导审批同意方可在临床应用。经医院批准开展的新技术、新项目，医务人员必须严格履行患者知情同意制度，在技术实施前，应当向患者或其家属告知使用该技术的目的、风险、注意事项、可能发生的并发症及预防措施等，并让患者或其家属签署知情同意书，且及时记录完成项目情况，填报科内自我评估表报护理部。

（五）动态评估与不良事件上报

准备开展的新技术、新项目的所在科室应当建立新技术、新项目的随访制度，并按规定进行随访、记录。科室在医疗技术临床应用过程中出现下列情形之一的，必须暂停该新技术、新项目的临床应用，并及时向医务处医疗质量管理科及护理部管理部门报告。

（1）该项医疗技术被国家卫生健康委员会废除或者禁止使用。

（2）该项医疗技术的主要专业技术人员或者关键设备、设施及其他辅助条件发生变化，不能在临床正常应用。

（3）新技术、新项目开展后，发生与该项医疗技术直接相关的严重不良后果，出现重大情况（如致残、致医疗纠纷等）时，应立即报告护理部门负责人。

（4）该项医疗技术存在医疗质量和医疗安全隐患。

（5）省级以上卫生行政部门规定的其他情形。

（6）自批准新技术、新项目之日起半年内未开展临床应用的。

（六）半年总结

新技术、新项目获批并实施满6个月，其所在科室填写"医疗新技术、新项目开展情况评估表"，向医务处医疗质量管理科报告该新技术、新项目的开展情况，内容应包括诊疗病例数、适应证掌握情况、临床应用效果、并发症、合并症、不良反应、随访情况等。

（七）新技术转化

新技术、新项目获批并实施满2年后，新技术、新项目的项目负责人向医务处医疗质量管理科提交该技术、项目的工作总结及转化为常规技术审批表，由医务处医疗质量管理科根据该新技术、新项目的开展情况等进行评价，并由医疗技术准入管理委员会进行表决，形成最终的评价结论，评价结论分为停止开展、继续完善、转化为常规技术这3种类型。

新技术、新项目已经确定转为常规技术后的3个月内，科室应当完善该技术、项目的操作规范，包括适应证、术前准备、操作流程、并发症处理、麻醉方式、术后处理及康复等内容。

（何佩仪　王海英　李佳）

第三章
静脉导管门诊管理

第一节 静脉导管门诊的建设与管理

一、静脉导管门诊建设

静脉导管门诊的主要工作内容是中等长度导管置入术、PICC 置入术、中心静脉导管的维护、中心静脉导管的咨询及健康教育、静脉导管并发症的处理。建立静脉导管门诊不仅可以解决置管患者出院后延续性护理问题,满足患者多元化的需求,还可以拓展护理服务领域,体现护理专业的内涵及价值,最大限度地激发护士工作的积极性,加速推动专科护理的发展,提高医院静脉治疗护理的质量,实现医、护、患的多赢。

静脉导管门诊的规模,一般根据各级医院的场地及经济情况、患者需求量等进行设置。门诊须设置独立的导管维护区域和导管留置区域。诊室布局应合理,合理摆放置管用物和维护用物,床单位、仪器等须定位放置。环境清洁卫生、明亮、通风良好,明确区分清洁区和污染区,确保卫生、安全。在诊室内应配置流动水洗手池、紫外线消毒或空气消毒机等,并定期进行空气消毒和监测。

二、静脉导管门诊人员管理

1. **静脉导管专科门诊护士资质要求**
(1)热爱护理工作,工作责任心强,心理素质好,沉着冷静,具有开拓创新精神。
(2)具有 5 年以上静脉治疗相关工作经验,具备静脉导管维护资质,获得静脉治疗相关资质证书,如静脉治疗专科护士资格证书、PICC 置管资格证书等。
(3)知晓相关政策法规及伦理,具有良好的组织管理能力。能够根据相应的政策法规、行业标准制订静脉治疗评价标准,能及时敏锐发现质量管理中的问题,并持续改进。
(4)具有良好的教学能力及沟通技巧,具有团队合作精神。能与患者和其他工作人员进行有效沟通及相互协作,并且可以对各层级护士进行相关静脉治疗知识的培训。
(5)具有循证护理及科研能力,同时将科研成果运用到静脉导管门诊、静脉治疗工作中。

2. 静脉导管门诊护士工作职责

（1）在护理部的领导、静脉治疗专科小组的业务指导下完成静脉导管门诊的各项工作。

（2）为患者提供专业操作及指导，包括各类静脉导管的维护、PICC置管、与医生合作开展手臂式输液港等，并为患者、家属、公众提供咨询服务，包括导管相关健康教育及功能锻炼等。

（3）开展院内外静脉治疗会诊工作，包括疑难置管及导管相关并发症的处理等。

（4）制订静脉导管门诊管理制度、门诊及全院静脉治疗评价标准，定期根据标准进行自查及全院检查，对全院静脉治疗数据进行统计和分析，持续进行质量改进。开展质量持续改进项目，实施循证护理。

（5）掌握静脉治疗专科发展的前沿动态，组织本专科的学术活动；负责对各层级护士、实习生、进修生进行培训和带教。

（6）根据本专科发展的需要，确定本专科工作和研究的方向及开展科研、继续教育学习班等工作。

（7）完成门诊置管和维护患者的日常随访工作。

三、静脉导管门诊规章制度的制订及落实

规范静脉导管门诊各项规章制度，包括静脉导管门诊出诊制度、专科会诊制度、MDT会诊制度、感染管理制度、贵重物品管理制度、风险管理制度等。

1. 静脉导管门诊出诊制度

医院开设护理门诊符合国家法律法规及卫生健康行政部门规章标准的要求，严格遵守《护士条例》和《护士执业注册管理办法》等，门诊类型应在专科能力胜任的基础上，以患者需求、学科发展需求和医疗卫生服务体系需求为导向，确保开展的服务项目在专科实践范畴内，服务项目的开展必须严格把控安全底线，以循证、优质、高效、低风险为原则，并与相应医疗、医技、其他护理专科组成多学科协作团队，以保证患者接受及时、有效、连续的照护。

（1）护理门诊出诊申请程序：符合护理出诊人员资质要求的护士提出出诊申请，科主任、护理部、门诊部等相关部门审批并同意后方可出诊。未经同意不得出诊。

（2）护理门诊开诊、变更出诊、停诊均应按照本单位相关流程申请。因遇突发应急事件无法提前申请时，应向护理部和门诊部报告，并做好患者的解释和分流工作，事后补办停诊手续，并在申请中说明情况。原则上所有门诊开诊后不得中途停诊，确有特殊情况需中途停诊，参照突发应急事件停诊程序办理。

2. 静脉导管门诊管理规定

（1）接诊人员应在每天上下午正常开诊前10分钟，提前检查网络情况，做好电脑、叫号机、打印机及常用物品的准备，确保准时开诊。

（2）出诊护士应在规定时间内到达诊室，按规定着装、佩戴胸牌，提前做好接诊准备，不得迟到、早退、脱岗。

（3）出诊护士应规范开展接诊，按序依次接诊患者，禁止在未见患者情况下提前接

诊或批量接诊。

（4）出诊护士须执行首诊负责制，不推诿患者，规范书写门诊病历、检查申请单等医疗文书，合理用药、合理检查、合理治疗。急危重患者要及时请专科会诊或转送急诊科，对不宜转送的患者，必须就地抢救，待病情稳定后再送急诊科或病房，并做好交班工作。

（5）出诊护士须掌握并遵循医院感染管理的相关制度及流程，落实标准预防的具体措施，手卫生应符合《医务人员手卫生规范》（WS/T 313—2019）的要求，隔离工作应符合《医院隔离技术标准》（WS/T 311—2023）的要求。实施维护及置管等无菌操作时应遵守无菌技术操作规程。PICC及手臂式输液港置管操作必须安排在置管室间内完成，不得在普通诊间或其他业务用房内进行。

（6）严格执行医院门诊出诊度。原则上出诊护士累计出诊率不得低于90%，因故未能完成当周出诊任务，应说明事由，并按规定补班。因医院各项公务安排（教学、外派学习/公干、完成上级指派的应对社会突发公共医疗事件等紧急公务）等特殊原因，经分管领导审批同意的，或因特殊休假（病假/年假≥1周、产假、丧假等）而造成停诊不纳入停诊次数统计。

（7）工作场合要求护士服着装规范，实施无菌操作时戴圆帽、一次性口罩，置管时应穿一次性手术衣。

3. **建立完善的院内院外专科会诊制度**

会诊范畴包括：①缺乏静脉输液治疗血管通路的建立、静脉采血等；②静脉输液治疗血管通路（头皮针、留置针、PICC、CVC、输液港、脐静脉置管、血液透析管等）相关并发症的处理；③药物渗出、药物外渗等静脉治疗相关并发症的处理；④不能解决的其他静脉治疗相关的护理问题。

会诊人员资质：有5年以上静脉治疗相关工作经验，同时具备静脉治疗相关资质证书（静脉导管维护资质、PICC置管资格证书）；或具备专科护士资质。以上人员经医院静脉治疗专科小组认定，可履行静脉治疗会诊工作。

会诊流程：可根据各医院单位会诊要求制定。

4. **MDT会诊制度**

建立MDT会诊团队，包括静脉治疗专科护士、造口及慢性伤口专科护士、血管外科、放射科、超声医学科、肿瘤科、介入科、医院感染管理科、供应室、心理科、药剂科、检验科等。制定MDT会诊制度，明确静脉治疗MDT会诊流程、注意事项等。

5. **感染管理制度**

感染管理制度包括门诊环境管理、诊疗用品及药物管理、手卫生管理、执行无菌技术操作管理、医疗废物的管理等。

6. **贵重物品管理制度**

置管用B超机、心电监护仪、中等长度导管、PICC导管及穿刺配件均属贵重物品，应制订完善的贵重物品管理制度，由专人负责保管和维护，做到专人专物专管。静脉导管门诊护士应每月做好库存盘点，清楚各条导管的去向、使用数量及库存量。

7. **建立风险管理制度**

建立完善的患者安全管理制度及突发事件的风险预案。

四、静脉导管门诊护理服务及运作流程

完善患者就诊流程,做到方便、快捷。挂号可采取网上挂号、网上预约挂号及现场挂号等方式。开单、缴费的形式可根据各医院情况灵活开展,如设置导管维护套餐、网上缴费、自助缴费等形式,尽量做到方便患者。

为方便门诊及患者各项检查治疗安排,可设立门诊置管预约系统,采取预约制,患者根据预约时间置管。置管前须签署 PICC/手臂式输液港置管同意书,置管后须拍 X 线片或心腔内电图导引确定导管尖端位置确定导管头端位置。

五、静脉导管门诊工作的持续质量改进

持续质量改进由护理部、静脉治疗专科小组、病房护士进行,在全面质量管理的基础上注重过程管理、环节质量控制,提倡主动评估,安全输液。

(1)根据最新版《静脉输液治疗实践标准》《静脉治疗护理技术操作标准》制订各项专科操作流程,包括标准的导管维护流程、PICC 置管前评估流程、PICC 置管流程,静脉导管维护临床常见并发症及处理方法等;制订各种表单,包括置管知情同意书、穿刺操作记录单、静脉导管维护单、健康教育单、导管维护标准化护理单、物品准备清单、静脉导管每日核查单等。保证各项操作的同质化。定期对静脉导管门诊出诊人员进行考核,保证质量,同时及时修订和补充各项操作流程及表单。

(2)制订静脉治疗质量评价表,定期对门诊静脉治疗质量进行评价,熟练运用持续护理质量改进(Plan-Do-Check-Act,PDCA)、品质控制小组(quality control circle,QCC)等科学的质量管理工具,对门诊工作质量进行持续质量改进。

(3)患者置管、维护后填写患者满意度调查表。根据满意度调查结果,门诊可以及时发现问题,同时进行质量改进。

(屈盈莹 何佩仪 周雪贞)

第二节 中心静脉导管门诊三级维护网络的构建与管理

中心静脉导管门诊主要负责 PICC/MC 置管、静脉导管维护及并发症处理。PICC、PORT 留置具有操作简便、并发症少等特点,适用于中长期静脉输液治疗、肿瘤化疗、肠外营养、老年患者输液等,在临床上得到广泛应用。但是,不同医疗机构的医疗条件和技术仍存在发展不平衡的现象,由此导致的中心静脉导管带管患者出院维护难、基层医疗机构护理人员没有掌握使用方法等问题,在一定程度上限制了中心静脉导管维护技术的推广,不仅降低了患者的获得感,而且不利于分级诊疗的开展,不利于带管患者回

归社区、回归家庭。因此，有必要进一步推进中心静脉导管三级维护网络的构建与管理，该架构由三级医院——二级医院——一级医院（社区医院）构成，以解决存在的问题。

一、中心静脉导管维护模式

（一）国外中心静脉导管维护模式

静脉导管维护没有统一固定的模式。在社区医疗服务发达的国家，PICC 或 PORT 带管患者在治疗间歇期的院外导管维护主要由社区护士完成，患者也可根据个人情况选择维护站点，或由护士进行上门维护。在英国，由私人静脉治疗中心为癌症患者提供居家的化疗服务。而在澳大利亚、荷兰，主要由经过培训的社区护士专职负责带管出院肿瘤患者的家庭访视及导管维护。

（二）国内中心静脉导管维护模式

我国 PICC/PORT 维护主要分为返院维护、社区维护和居家维护。返院维护又有返原住院病房维护和医院门诊维护。患者可根据居住地、自身条件选择维护点。近年来，随着我国分级诊疗制度等合理配置医疗资源、促进基本医疗卫生服务均等化的重要举措的推进，国内逐渐建立分级协同城乡一体的中心静脉导管维护网络体系，以现有的各级医院为依托，双向选定维护网点，维护网点护士按维护规范为出院患者提供中心静脉导管维护服务，并做好宣教，以求规范 PICC/PORT 维护行为、优化区域资源配置，最终切实地为患者治疗间歇期的导管维护提供便利。由于静脉导管维护操作无菌要求高，操作难度较大，不建议患者采用居家维护模式。

二、构建中心静脉导管三级维护网络的优势

1. 促使护理技术操作同质化

PICC 技术、完全植入式 PORT 护理技术在临床得到广泛应用，但各医院 PICC 置管技术及中心静脉导管维护技术发展不平衡，缺乏统一的技术流程及规范。广东省中山市护理学会曾开展静脉治疗维护现状调查，发现市内各家医院的技术差异性较大。为解决该问题，建立地区性中心静脉导管维护门诊维护网络的三级架构，以牵头医院静脉导管维护门诊为实践基地，培训基层医院护士掌握 PICC/PORT 规范维护方法，同时设立中心静脉导管维护护士的准入资格条件，协助各级医院成为维护网点，将中心静脉导管维护技术推广到基层医院，方便患者居家维护，有利于解决"看病难"的问题；充分发挥三级维护网的功能，实现 PICC/PORT 维护技术在各级医院均衡发展，最大限度保障静脉导管带管出院患者的护理质量与安全。

2. 提高延续性护理满意度

三级维护网络建立过程中对护士的培训有利于护士知识的增长和技能的提高，减少地域间的差异；通过三级维护网络的统一管理，各级医院规范 PICC/PORT 患者的维护管理，患者居家也能得到及时而规范的维护护理。同时，采取维护护士资格准入制度，由一级维护网络提供技术指导，协助基层医院开展 PICC 置管技术，保障护士维护操作技术的规范化，达到满足患者健康需求、保障护理安全与质量的效果。另外，并发症的减少与中心静脉导管维护技术的广泛应用及技术提高有着密切关系。

三、分阶段构建中心静脉导管三级维护网络

地区性中心静脉导管三级维护网的建立，由三级医院的中心静脉导管门诊主导及带动，联合区域内一级、二级不同等级医疗机构的中心静脉导管维护网点构成。建立过程中，须综合分析当地医疗机构的技术条件、静脉输液治疗护理技术水平、医院开展静脉治疗专科护理情况、患者来源与分布等情况，逐步分阶段进行构建。

1. **前期评估（第一阶段）**

通过省或市护理学会，了解本地区静脉输液治疗护理技术水平、不同医疗机构开展静脉输液治疗专科护理情况、中心静脉导管带管患者的维护现状等，评估建立三级维护网的可行性，经护理学会论证通过。

2. **成立静脉导管维护护理专家组（第二阶段）**

（1）设立准入条件：注册护士、主管护师及以上职称、经广东省护理学会培训并取得PICC置管技术资格证书及静脉导管维护资格证书、熟练掌握PICC护理技术、所在医院已开展PICC及PORT等中心静脉导管护理技术。

（2）医院推荐，护理学会组织专家遴选。

（3）明确护理专家组的主要工作内容及职责：依据《输液治疗护理实践指南与实施细则》等，制订PICC护理操作规范及考核标准；开展静脉输液治疗护理技术培训；开展疑难问题的护理会诊；研讨PICC护理质量管理；培养中心静脉导管维护护士，逐步建立维护网络，解决带管患者就近维护问题等。

3. **逐步建立三级维护网络的架构（第三阶段）**

（1）由已成立PICC/PORT门诊、具有成熟的静脉输液治疗专科护理技术团队及培训条件的综合性三级医院为一级维护网点，主导、带动各医院逐步设立静脉导管维护门诊，开展工作。

（2）由一级维护网点提供支持，帮助已开展PICC技术的二级医院开设PICC/PORT门诊，或为出院患者提供定期导管维护的护理服务，成为二级维护网点，纳入维护网络。

（3）护理学会制订系统培训计划，组织静脉输液治疗专科护理技术培训，使更多基层护理人员掌握静脉输液治疗专科护理技术。

（4）护理专家组提供支持与帮助，推动镇区医院、社区医疗卫生院开展PICC门诊维护护理服务，成为三级维护网点，纳入维护网。

（5）向患者提供三级维护网资料卡，满足中心静脉导管带管者的护理服务需求。

四、中心静脉导管三级维护网络的管理

实践证明，推广PICC/PORT规范化维护护理进基层医院需要多方参与，由护理学会牵头，由技术成熟的三级医院主导带动，负责实施，建立由管理者、技术专家、技术实施者组成的专业队伍，制订切实可行的护理人员培训计划，建立教育培训、示范、推广一体的技术推广模式；同时完善相关配套制度和机制，才能保障中心静脉导管带管患者维护护理服务的健康、可持续发展。

1. 设立三级维护网点的准入条件

（1）首先由一级网点协助建立二级网点，再由一级网点协助基层医院开展PICC维护护理服务，使基层医院成为三级网点，为患者提供驻地维护。

（2）一级、二级维护网的出诊专家，须经省或以上省护理学会静脉输液治疗护理技术培训并取得省或以上护理学会颁发的PICC护理技术培训合格证书，熟练掌握PICC置管及维护技术，具备有效解决静脉输液治疗疑难护理的能力。

（3）设立三级网点的PICC维护护士准入条件：由基层医院、社区卫生院推荐，完成市或以上护理学会组织的静脉输液治疗专科护理技术培训，经考核合格取得市护理学会颁发的PICC维护护士资质证书后，所在医院同意开展中心静脉导管门诊维护护理业务，成为三级网点，纳入维护网。

（4）一级网点负责整理各网点信息，制成三级维护网联系卡，由一级、二级网点医院发给带管患者，方便患者根据需要到驻地网点维护导管。

2. 定期到三级维护网点开展针对性的指导工作

三级维护网络成立初期，由PICC护理专家组到各网点进行调研，提供技术支持指导，保证维护护理质量。一级网点PICC护理专家组成员主要负责处理市内各医院遇到的静脉输液血管通路的疑难护理问题，指导基层医院开展PICC置管技术。

3. 定期组织学术交流活动

推广应用静脉输液治疗护理新技术，促进区域内静脉治疗护理技术水平的共同提高。

4. PICC维护护士资质培训管理

三级维护网络建立初期，获得维护资质证书人员需要定期接受维护相关知识与技能的培训及考核。要求静脉导管维护护士参加市或以上护理学会每年组织的PICC/PORT护理技术培训班。由护理专家组成员负责三级维护网点护士的培训及考核认证、再次认证工作。维护护士须经理论及实践技能考核合格方可办理再次认证，确保护理技术同质化。根据静脉输液治疗专科护理技术的开展情况，适时在维护护士资质证书的技术内容中增加植入式PORT护理技术项目。

（陈影洁　陈进英　黎锦燕）

第三节　"互联网+静脉导管维护服务"的实施与管理

"互联网+护理服务"是指符合要求的医疗机构派出在本机构注册的护士，依托互联网等信息技术，以"线上申请、线下服务"的模式为主，为出院患者或罹患疾病且行动不便等特殊人群提供的护理服务。"互联网+护理服务"被视为医疗机构护理服务的延伸。国家卫生健康委办公厅发布的《关于开展"互联网+护理服务"试点工作的通知》指出，探索以实体医疗机构为主体的"互联网+护理服务"，以规范居家患者护理服务模式，保障医疗护理质量与安全。随着PICC、CVC、PORT广泛应用于临床，目前带管出院的慢性病、肿瘤患者也越来越多，出院后因病情或行动不便需要上门服务的患者也逐渐增加，"互联网+静脉导管维护服务"也随之应运而生。

一、"互联网+静脉导管维护服务"的实施

1. 建立信息平台

由有资质的医疗机构自主开发"互联网+护理服务"信息平台或与第三方互联网信息公司联合开发信息平台。该平台应具备认证服务对象的身份、采集并存储病历资料、记录护士服务行为全过程、保护患者个人隐私和信息、统计工作量等基本功能。该平台还应设有患者的评估系统、与患者的协议签订文书、护理人员介绍、服务项目、价格、服务流程、健康资讯、投诉建议、服务评价等功能。

2. 组建静脉治疗专业服务小组

医疗机构成立"互联网+护理服务"中心，由护理部直接领导，下设静脉治疗专业服务小组。服务小组的网约护士（简称为静脉治疗网约护士）的遴选标准如下：

（1）取得我国护士执业证书，并能在国家护士电子注册系统中查询。

（2）具备护师及以上职称，5年以上临床护理工作经验。

（3）接受过学术机构举办的静脉导管维护相关知识及技能培训与考核，并获得静脉导管维护资格证书或获得静脉治疗专科护士资质。

（4）无违法及不良执业行为记录。护士自愿报名并参加医疗团体组织的"互联网+护理服务"业务培训与考核，经考核合格后取得上门护理服务资质。

（5）服务者本人热心延续护理服务工作，责任心强，具备较强的沟通能力、表达能力、独立判断问题能力和决策能力。

3. 服务对象

服务对象为带有中心静脉导管出院、要求提供居家护理服务的慢性疾病、肿瘤等患者。

4. 服务项目

根据广东省第一批"互联网+护理服务"项目要求，在充分评估环境因素和执业风险的基础上，可开展血液透析管维护、PICC维护和PORT维护，包括导管相关功能评估、更换输液接头、冲封导管、更换敷料等专科护理服务项目。

5. 服务价格和支付方式

上门护理服务费由护理费、劳务费和材料费组成。护理费参照医疗机构收费标准收取，劳务费包含人力成本、交通费、运行成本，材料费按实际使用的材料收取。收费标准和支付方式在互联网信息平台页面公示，患者可通过支付宝或微信支付费用。

6. 服务流程

患者或家属通过微信小程序进入"互联网+护理服务"平台，填写个人身份信息等，进行实名认证注册，注册后在平台选择上门服务项目，填写预约订单后上传，订单

内容包括就诊者个人信息、上门地址、上门时间、手机号码、患者过敏史、既往史、现病史等，患者提交订单前要详细阅读知情同意书和风险告知书并勾选确认。平台收到患者预约信息后，评估患者的病情、健康状况、既往史、家居条件、护理需求等，筛选出有风险的对象。评估通过后，平台向具备相应资质的护士派单，护士接单后的具体服务流程如下：

（1）静脉治疗网约护士先对患者进行有针对性的专项护理评估，若患者服务项目为PICC维护，接单护士须通过电话或微信询问患者导管类型，穿刺部位有无红、肿、痛，有无渗血、渗液、皮疹、皮肤破损，导管有无脱出，是否对消毒液或敷料过敏，目前有无发热等。患者可通过微信上传照片或病历资料，护士根据评估结果，制订护理计划，再根据预约时间和地址上门服务。

（2）到达患者家中后，礼貌问候，核实患者身份信息。

（3）护理前对患者情况及护理环境进行现场评估后再开展护理。

（4）完成护理服务后，根据患者情况，予以居家自我护理指导，填写网约护理记录，并上传至信息平台，平台生成一份网约护理服务工单以供追溯，再将感染性垃圾装入黄色垃圾袋，锐器放入小的锐器盒，一并带回医院处理。患者在平台对本次护理服务进行评价。

二、"互联网+静脉导管维护服务"的管理

1. 制定管理制度及风险应急预案

建立"互联网+护理服务"的管理制度、静脉导管维护操作流程、服务规范、风险防范措施和应急处置预案。

2. "网约护士"进行统一培训及考核

医疗机构组织在平台注册的网约护士参加医疗团体举办的岗前专项培训及考核，培训内容包括"互联网+护理服务"的服务流程、服务对象的综合评估及护理计划制订、静脉导管维护技术操作流程、健康教育、护理记录、人文关怀、相关法律法规及权益维护、医疗垃圾分类处理等知识。通过培训，规范护理服务行为，使静脉治疗网约护士的护理服务标准化和一致性，降低医疗风险。培训结束后对护士进行考核，考核通过的护士方可上岗。

3. 完善互联网信息平台功能，保障网约护士及患者安全

医疗机构要在互联网信息平台对静脉导管维护网约护士、患者及陪护者进行电子实名认证，为网约护士配置护理工作记录仪，使护理服务行为全程留痕可追溯，同时给网约护士提供手机App定位追踪系统，购买医疗责任险、医疗意外险和人身意外险等，保障网约护士人身安全和职业安全，有效防范和应对风险。

4. 建立医疗风险防范和纠纷处理机制

设立投诉、评议渠道，接受社会监督。建立服务对象黑名单，若服务对象有不良行为，则将其不良行为录入个人诚信档案。建立静脉治疗网约护士退出机制，不允许护士私自接单，对有不良执业行为或违反相关法律法规的护士进行清退。

5. 开展"互联网+静脉导管维护服务"满意度调查

采用互联网平台自带的满意度测评功能，评价内容包括静脉治疗网约护士的服务态

度、专业技能、沟通方式和健康指导,服务结束后,患者在平台上完成对本次上门护理服务的评价。订单完成后的3天内,平台客服针对每笔护理订单进行回访,通过表格记录并进行阶段性汇总。

"互联网+静脉导管维护服务"是新时代护理服务的新模式,是为护士与有居家护理服务需求的患者搭建的桥梁,它为专业护理服务进入家庭开辟一条途径,在一定程度上缓解了我国医疗资源紧缺、分配不均的问题,为患者就医节约了时间,减轻了家庭照护者的负担,满足患者实际需求。

(黄果花　龚小华　黎锦燕)

第四节　突发公共卫生事件下静脉导管门诊的管理

静脉导管门诊是由经过专业培训合格的静脉治疗专科护士或持证专业护士为留置PICC或输液港等有需要的患者在出院期间提供便捷而规范的延续护理服务的场所。患者携带各类静脉导管出院期间,须定期到专科门诊维护,延期维护可能增加发生导管血流感染、导管堵塞、机械性静脉炎、深静脉血栓、导管异位、脱管等并发症的风险。

在突发公共卫生事件下,结合静脉导管门诊的工作性质,遵照各级相关文件指引和行业规范,静脉导管门诊管理需要做到标准预防并严格落实防护措施,从控制传染源、切断传播途径、保护易感人群这3个环节减少感染人群。

一、环境管理

合理布置候诊椅,尽量保证候诊者之间间隔1 m距离。满足"三区两通道",即维护区、物品储存区和缓冲区,工作人员通道和患者通道应分开,患者按地标指引进出诊室。合理放置桌、椅、柜、垃圾桶等物品,尽量减少非必需物品堆积,确保人流、物流、气流不交叉。

开诊前10分钟维护室应开窗通风,所有患者维护结束后,通风30分钟后再进行消毒并记录。空气消毒应严格按照《医院空气净化管理规范》(WS/T 368—2012)及最新防控要求进行,导管维护期间采用循环风紫外线空气消毒机进行动态消毒。

硬件设施表面、地面、维护室物品的清洁消毒遵照《医疗机构环境表面清洁与消毒管理规范》(WS/T 512—2016)及最新防控要求,每天用1 000 mg/L含氯消毒液擦拭消毒2次。一次性医用垃圾应放入双层黄色垃圾袋内,"鹅颈式"扎紧,并做好警示标识,统一进行处理。

二、流程管理

全面落实预约诊疗服务，取消现场挂号，充分运用医院微信公众号及其他多样化平台进行预约诊疗，实行分时段就诊，减少患者排队等候时间和无序流动。

每个就诊日应严格进行限号，减少患者维护等候时间。在醒目位置张贴就诊流程图，严格落实一护一患一诊室。

三、患者管理

遵照各级防控文件精神，严格完善导管门诊患者安全信息核查，落实来院行静脉导管维护患者的流行病学调查。及时宣传和发放突发公共卫生事件下医院导管维护网点一览表信息，引导患者就近维护，缩短户外暴露时间。患者来院进行导管维护，全程需要戴好口罩，尽量采取防护到位的交通工具往返医院，避免逗留和外出随意走动。注意关注网站、微信公众号等新媒体面向全社会发布的突发公共卫生事件相关科普信息，以利于疫情防控。

实行预检分诊前置管理，在做好个人防护的前提下进行实名登记、测体温及流行病学调查（以下简称为流调）。严格管理导管门诊候诊区，指导患者按就诊号顺序隔位就座，候诊区执行后续的流调筛查，实现人员轨迹可追溯。筛查结果正常的患者，按流程进行导管维护，疑似或确诊感染患者，则由专职人员护送至定点医院发热门诊就诊维护。对筛查结果正常但有发热症状的患者，应做好沟通，并合理安排静脉导管维护流程，必要时安排其到发热门诊进行跟踪筛查。

四、人力资源合理分配

相对固定护理人力资源，出诊护士应通过标准预防培训考核才可上岗。必要时增加护理人手及放宽工作时间段，满足患者分时段就诊的需求。出诊护士应每天自查是否有发热症状，是否旅居中高风险地区，是否为密切接触者，现居住区域类型，有无咳嗽乏力等，并完成网上健康登记表的提交，若有任何不适，及时严格遵照管理流程报告相关负责人及部门。如果出诊护士居住地处于中高风险地区或封控区，及时向所在科室的领导汇报，遵照要求实行居家自我监测，科室负责人重新安排非管控区有导管维护资质的护士继续出诊。

五、防护管理

在管控区、封控区的出诊护士须提高自我防护意识和自我防护技能，登记患者传染病信息，以备导管门诊再次检查登记。

出诊护士备齐一次性帽子、隔离衣、鞋套、手套、防护面罩、眼罩等隔离防护物品，严格遵照流程指引穿脱防护用品，每4小时应更换一次性医用外科口罩，若潮湿或有污染随时更换。在缓冲区，配置专用镜子，张贴穿脱防护用品流程图及消毒隔离相关规章制度，确保"零感染"。

遵照导管维护流程，预防锐器伤。完成每位患者的静脉导管维护后，必须按照规定程序与方法进行手消毒,防止医院感染。非出诊期间,遇到导管并发症须应急处理,指导患者挂急诊号,由会诊小组按照防疫要求,在急诊指定的环境完成特殊会诊维护。

(吴胜菊　陈惜遂　黎锦燕)

第四章 静脉治疗护理质量与持续改进

第一节 静脉治疗护理质量标准

静脉治疗能满足患者治疗的需求,但也存在客观的风险。实行护理管理环节控制,提高护理质量,最大限度为患者提供安全保证,已成为静脉治疗护理质量管理的重要内容。护理质量指护理工作为患者提供护理技术和服务的效果的优劣程度。护理质量管理就是要求医院护理管理系统层层负责,用现代科学管理方法,建立完整的质量管理体系,满足以患者为中心的医疗模式的要求。

一、护理质量标准概念

护理质量标准指依据护理工作的内容、特点、流程、管理要求,护理人员及服务对象的特点、需求而制订的护理人员应遵守的准则、规定、程序和方法。护理质量标准也是衡量护理各项工作的标尺,是护理质量管理的手段,是一个规范、系统、连续的过程,将制度、规范、常规进行量化、细化,变得可测量、可评价,便于临床护士执行及管理者对护理质量进行考核。

1969年,美国著名学者多纳伯迪昂(Donabedian)提出了结构(structure)、过程(process)、结果(outcome)的质量评价模型。结构是医疗机构中基本结构的情况,为医疗卫生服务的实施提供一种环境,影响医疗护理实践活动的类型和实施,是质量评价不可缺少的部分之一。过程指的是给予和接受治疗的实际过程,包括患者寻求和接受护理的活动,以及医生护士下诊断、实施治疗护理的活动。过程质量是长期以来医院管理的重点。结果是指健康服务人员在为服务对象提供各种干预后,服务对象呈现的反应。良好的结构会增加良好过程的可能性,而良好过程会增加良好结果的可能性。此外,结构和过程都会影响结果,而通过结果质量分析可以找出结构和过程的问题,三者是交互影响的关系。质量标准纵向可分为结构标准、过程标准、结果标准,横向可分为业务技术标准和管理标准,不同国家、地区、专业和不同层级医院可根据现实目标,制订科学、合理、操作性强的质量标准,并根据上级标准定期、动态修订。

二、静脉治疗护理质量标准

(一) 静脉治疗护理质量标准的内涵

静脉治疗护理质量标准是护理质量标准中的重要组成部分,静脉治疗护理质量标准的制订可以提高静脉治疗的有效性和安全性,应用静脉治疗护理质量标准进行质量控制,促进静脉治疗质量标准化、规范化。

静脉治疗护理质量标准的制订应在循证研究基础上,听取多学科专家(包括临床护士、药剂师、医师、法律界人员、健康服务人员和输液产品制造商等)的意见,启用前应多次征询多位专家意见。该标准应在规定的权限范围统一使用,定期修改,不断更新。医院还可根据本院实际情况,制订与法律法规、行业标准、规范、指南及制造商标注使用说明书相一致的制度、标准、流程等,在本院内实施。

(二) 静脉治疗护理质量标准的制订依据与内容

根据多纳伯昂迪的三维理论框架,应对医疗服务机构展开要素质量评价、环节质量评价及终末质量评价。要素与结构对应,环节与过程对应,终末质量与结果对应。对要素质量和环节质量的评价属于前馈控制,是预防性的质量管理工作;对终末质量的评价属于后馈控制,为要素和环节的持续改进提供建议。即着眼于结构质量,切实抓过程质量,实施全面质量管理,以结果质量为反馈控制,从而持续促进质量提升。因此,制订静脉治疗护理质量标准主要包括三方面。

1. 结构质量标准

结构质量标准又称为要素质量标准,是指提供护理工作的基础条件质量,是构成护理服务的基本要素。其内容包括人员配备(如编制人数、职称、学历构成等)、可开展业务项目及合格程度的技术质量、仪器设备质量、药品质量、器材配备、环境质量、时限质量(排班、值班传呼等)、规章制度等基础管理质量。

静脉治疗质量中的结构质量标准主要包括静脉治疗护理人员准入标准,即要求静脉治疗人员必须熟悉不同静脉治疗工具的操作、维护流程、标准、规范等,经过正规静脉治疗相关培训,掌握静脉治疗相关理论知识、操作技能,并通过资质认证考核。中心静脉导管穿刺、维护人员的岗位资质应符合要求,即深静脉导管穿刺由取得相应资质的人员负责,深静脉导管维护须由经过医院培训的相关人员负责,未经培训的人员应在静脉导管维护持证人员的指导下工作。

2. 过程质量标准

过程质量标准也称为环节质量标准,是指各种要素通过组织管理形成的工作能力、服务项目、工作程序和工序质量标准。它包括管理工作及护理业务技术活动过程,如执行医嘱、观察病情、患者管理、护理文件书写、技术操作、心理护理、健康教育等。静脉治疗过程质量重点强调以下方面:

(1) 工具选择。根据医嘱、治疗方案、药物性质、治疗时长及血管状况,以及不同输液工具性能、材质、使用方法及适应证与禁忌证等选择正确的静脉输液工具,在满足治疗需求的基础上,综合考虑经济效益、社会效益。

(2) 敷料使用。正确选择静脉输液敷料,掌握不同类型敷料的材质、特点、性能、使用方法、患者对敷料的敏感性等；可选择透明、纱布类无菌敷料、新型特定性能的敷料固定导管，敷料外应注明日期、操作者签名；敷料使用时间正确，如无菌透明敷料每5～7天更换1次（或按产品说明书），无菌纱布敷料应至少每2天更换1次；保证静脉输液敷料干净、整洁，无卷边、松动、血迹、潮湿和破损。

（3）静脉置管技术。静脉置管技术包括外周静脉及中心静脉置管，置管人员具备相应的资质要求，且按照相关技术操作规范及流程进行操作，达到减轻患者痛苦、减少并发症、保证操作人员减少职业暴露、提高患者满意度等质量要求。

（4）静脉导管维护技术。静脉导管维护人员具备相应资质要求，且严格按照静脉导管维护规范要求进行操作，达到并发症少、患者满意等质量标准。

（5）交接班管理。执行交接班制度，对于特殊治疗、特殊患者，应具体交接相关注意事项、护理要点，血管通路班班交接，体现静脉输液血管通路护理的连续性和动态性。

3. 结局质量标准

结局质量标准也称为终末质量标准，是指患者所得到的护理效果的质量，如皮肤压疮发生率、差错发生率、一级护理合格率，以及住院满意度、出院满意度等患者对护理服务的满意度调查结果等。静脉治疗结局质量主要包括以下内容：

（1）静脉输液安全管理。正确选择穿刺部位、规范维护操作流程、掌握药物配伍禁忌；输液期间应勤巡视、观察，及时发现、解决问题；输液过程中各项标识（如防药物外渗标识等）正确、清晰；保持静脉输液通畅，静脉输液过程中无药物渗出或外渗、静脉炎等；导管维护、拔管、并发症、特殊药物使用等记录应正确、全面、规范；若发生静脉导管相关并发症，处理措施应及时、到位。

（2）健康教育质量。提供多种形式的静脉治疗护理相关健康指导（如视频、讲解、示范等），内容应全面，包括指导患者了解静脉输液工具使用和输液过程中的观察要点、注意事项及相关并发症预防及处理等。鼓励患者家属、陪护等人员参与静脉治疗管理（如中心静脉导管的自我观察及护理）；静脉治疗健康教育应有计划、有目标、有评价、有记录，保证健康教育的效果与质量。

（3）患者满意度：患者满意度是指对静脉治疗护理工作的满意度、医疗费用、住院天数等。

三、静脉治疗质量评价

（一）护理质量评价

1. 护理质量评价的内涵

护理质量评价是护理管理中的控制工作，即对护理工作的成效大小、工作好坏、进展快慢、对策正确与否等方面做出判断的过程，直接反映护理工作的特点和内涵。通过给予护理质量定性或定量的判定，发现护理过程的问题及判断解决问题的效果。对护理质量的评价及管理有助于降低相关风险、保护患者及员工的安全，是提高竞争力的最有效方法之一。

2. 护理质量评价的意义

护理质量评价的意义在于：①判断护理工作进展，及时调整工作的方向；②评价护理工作能否满足患者需求、未满足的原因及影响因素，促进护理质量持续改进；③通过评价结果比较护理质量，选择最佳方案，保障患者安全；④量化、客观地说明护理工作的质量，体现护理工作的价值及意义。

3. 护理质量评价的原则

护理质量评价的原则：①目的明确，注重评价方法，保证和提高护理质量；②实事求是，避免片面，保证评价对象的代表性，评价数据在实际工作中是可获得的，真实反映护理实际情况；③公平客观，评价标准应该适当，在同等级客体之间对比，促进护理质量持续改进。

（二）静脉治疗质量评价的内涵

对护理质量的评价，应该始终坚持患者第一的思想，评价的金标准即为患者健康相关的终末结局。坚持"以人为本，以患者为中心"是静脉治疗服务的宗旨。根据多纳伯迪昂的三维理论框架，对医疗服务机构展开结构质量评价、过程质量评价及结果质量评价。以患者为中心的静脉治疗终末质量（结果质量），是患者接受静脉治疗后的效果，最能反映其质量，也是优质护理的核心价值。在护理质量管理中，管理者们应该重点关注质量的"短板"，通过"少而精"的信息，把握质量的关键问题。确定敏感的静脉治疗终末指标，评价患者接受静脉治疗后的效果，是静脉治疗质量管理的关键。但是，结果质量与过程质量、结构质量密切相关，过程质量、结构质量直接影响结果质量。

综上，为了适应静脉治疗护理专科的发展，有必要确定科学、可行、有效、敏感的静脉治疗结果质量评价指标体系，依据结果质量现状，分析、解决问题，不断提高静脉治疗质量，适应专科发展，满足患者对静脉治疗护理的需求。

（三）静脉治疗质量评价指标

静脉治疗质量评价指标通常根据结构—过程—结果3个维度进行设计并应用。

1. 结构指标

结构指标主要收集下列数据：护理人员配置，经过正规静脉治疗相关培训人数、持有静脉导管维护证人数、具备PICC/中等长度导管置管资质人数、静脉治疗专科护士人数，并通过资质认证考核等；护士掌握静脉治疗技术能力、技术操作及维护流程、标准、规范等，护士掌握静脉治疗相关理论知识、操作技能；静脉治疗相关设备、耗材配置情况；静脉治疗基本数据如中心静脉导管留置总日数、高危药物使用例数等。

2. 过程指标

过程指标包括评估静脉治疗方案、患者全身情况及血管情况，静脉治疗护理文件书写、静脉治疗技术操作过程、静脉导管维护过程等指标。

3. 结果指标

结果指标主要包括患者对健康教育接受程度、患者满意度、静脉治疗相关并发症及静脉治疗全程的安全与质量。患者满意度可表现在穿刺技术、输液工具的选择与使用、并发症的观察与处理、心理指导、延续护理等方面。静脉治疗相关并发症包括静脉炎、外渗或渗出、静脉导管相关血栓形成、中心静脉导管相关血流感染、中心静脉导管非计划性拔管、针刺伤等。

（陈利芬　杨玉红　梁仁瑞）

第二节　静脉治疗护理质量控制

一、静脉治疗护理质量控制概述

质量管理活动可划分为2个类型：①维持现有的质量，其方法是质量控制。质量控制是为使产品或服务达到质量要求而采取的技术措施和管理措施方面的活动，其目的在于确保产品或服务质量能满足要求（包括明示的、习惯上隐含的或必须履行的规定）。②质量改进，其方法是主动采取措施，使质量在原有的基础上有突破性的提高。质量分析是对护理质量达到技术标准的要求和符合需要的程度所做的分析。随着质量管理的进步，精细化、数据化、科学化的管理是发展方向。

目前，全国不少医院组建医院静脉治疗护理质量控制专业团队，根据现存质量问题进行质量数据收集、分析并改进。部分医院还组建护理质量追踪检查小组，对小组成员定期进行质量管理方法学培训，采取现场访谈、资料查阅、实地访视、数据整理、案例追踪等方法进行质量管理。

国外较少采用组织护理质量检查评分的形式来监控静脉治疗护理质量，通常通过患者对静脉治疗护理的满意度调查和临床统计数据来评价质量。国内大多数医院的质量管理监控形式为组织全院护士长进行质量检查，临床上设计一些内容全面、简单易用的表格，并要求静脉治疗护理人员按照要求进行及时、完整的记录。此外，建立异常事件的呈报和管理机制，鼓励员工对差错及意外事故进行报告和分析，建立差错发生时的应急处理流程，防止对差错进行个人谴责和处罚，并分享经验教训。

二、静脉治疗护理的质量控制方法

为保证静脉治疗质量，确保患者安全，应从静脉治疗相关设备仪器管理、耗材管理、开设新服务项目、输液过程、输液环境、预防并发症、职业防护、患者满意度等方面进行现状调查，收集并整理相关数据，根据现状调查结果，借助相应的方法和工具[如直方图、控制图、流程图、散布图、统计表、排列图（柏拉图）、因果分析图、统计软件等]，进行整理、统计、分析，找出问题的原因，并根据关键、少数和次要、多数的原理进行排列，从中找出主要原因；之后制订相应的改进措施及实施计划，并分工实施，实施后进行效果检查、评价，并制订巩固措施，分析遗留问题。

三、静脉治疗护理的质量改进方法

质量改进为向本组织及其顾客提供增值效益,在整个组织范围内所采取的提高活动和过程的效果与效率的措施。质量改进是消除系统性的问题,对现有的质量水平在控制的基础上加以提高,使质量达到一个新水平、新高度。美国质量管理学家朱兰指出,质量改进是使效果达到前所未有的水平的突破过程。

临床常用的质量改进方法有改良静脉治疗监控路径(评估—诊断—计划—实施—评价—再评估)管理模式、静脉治疗小组运用质量指标监控对静脉输液治疗持续质量改进、以问题为导向的静脉治疗质量控制、根本原因分析法等。在持续质量改进过程中,应通过制订相应的制度来监控静脉治疗各个环节质量,常见的制度包括静脉治疗安全风险评估制度、特殊药物的使用流程指引、输液治疗并发症的预防制度、护患沟通管理制度、新技术规范化管理制度、新设备规范化使用与管理制度等。同时,应修订和完善静脉治疗实践标准、统一静脉治疗临床实践标准,规范护理人员静脉治疗行为。另外,对临床护理人员进行输液治疗知识横断面调查,以便静脉治疗管理者能够了解临床护士的相关知识的掌握情况;同时,管理者应根据调查结果制订相应的培训计划,以提高临床护理人员在静脉治疗理念、知识、技能等方面的综合素质。通过以上措施实施有效质量控制,达到持续质量改进的效果。

四、静脉治疗护理质量改进活动的基本过程

质量改进活动应遵循的基本过程是 PDCA 循环过程,即策划(plan,P)、实施(do,D)、检查(check,C)、处置(action,A)4 个阶段。这 4 个阶段一个也不能少,是大环套小环不断上升的循环。质量改进 PDCA 循环实施的具体过程如下:

(1) 明确问题。找出静脉治疗护理中常见问题,确定必须进行改进的项目。

(2) 掌握现状。设计静脉治疗现状调查表并展开调查。调查内容包括穿刺部位选择、输液工具选择、贴膜选择、导管维护、并发症、附加装置连接等问题。

(3) 分析问题产生的原因。确定质量改进项目,并进行原因分析,如导管维护正确率、并发症发生率、穿刺部位选择、附加装置连接、敷贴固定正确率等。

(4) 拟订对策并实施。根据分析得出的质量改进项目存在的主要问题制订针对性改进措施,并组织人员实施改进措施。

(5) 确认效果。测量改进效果,如输液工具选择、导管维护、敷贴固定、穿刺部位、附加装置连接、并发症发生率等指标。

(6) 防止问题再发生并标准化。总结质量改进项目,将改进措施纳入常规护理,并继续实施巩固措施,遗留问题作为下一步继续改进项目。

(7) 总结。对质量改进项目及改进过程、效果等进行总结并公布改进效果。

(陈利芬 杨玉红 何佩仪)

第三节　非计划性拔管的预防与处理

非计划性拔管（unplanned extubation，UEX）是医疗质量安全管理中重要的护理敏感质量指标之一。据文献报道，UEX 是住院患者常见并发症之一，其发生率为 0.2%～14.6%，PICC 非计划性拔管发生率为 5.0%～21.7%，CVC 非计划性拔管发生率为 2.2%～20.7%。当发生非计划性拔管时，可造成患者治疗中断、患者机体组织损伤、增加患者痛苦、延长住院天数，严重者可危及患者生命。目前，国内外对 PICC 置管术后非计划性拔管发生率尚无明确范围且发生率差异较大。但就我国总体而言，情况不容乐观。2022 年，中国医院协会将管道安全列入患者十大安全目标之一，说明预防非计划性拔管是提升护理质量、保障患者安全的核心工作，也是评价护理质量的敏感指标。如何采取有效方式进行管道护理管理，降低非计划性拔管事件的发生，是护理管理关注的重点。

一、非计划性拔管的定义

非计划性拔管是指患者有意造成或任何意外所致的拔管，即为非诊疗计划范畴内的拔管。以 PICC 或 CVC 为例，非计划性拔管率计算公式如下：

$$\text{PICC/CVC UEX 率} = \frac{\text{同期中 PICC/CVC UEX 例次数}}{\text{统计周期 PICC/CVC 留置总日数}} \times 1\,000‰$$

二、非计划性拔管的危险因素评估

1. **导管堵塞的评估**

（1）评估胶体与晶体输注顺序及药物配伍禁忌。

（2）评估冲管方法。正压脉冲式冲管使冲洗液在管腔内产生湍流，清洁和冲净管壁是预防堵管的关键。

（3）评估经深静脉导管的护理操作。尽量不要从静脉导管处进行抽血，若一定要从静脉导管进行抽血，在抽血后必须使用足量的 0.9% 氯化钠溶液将导管管腔内的血液冲洗干净，必要时使用 10 U/mL 肝素盐水封管。

（4）评估患者对静脉导管知识掌握的程度。对患者进行留置深静脉导管的护理知识培训，以便患者自己或家属能充分知晓导管维护的正确方法，接受定期冲管和更换敷贴。

2. **导管脱出或移位的评估**

（1）评估导管的固定方法。除用方纱布或透明敷贴固定外，还可选择使用一些特殊的固定装置（如集成固定设备、皮下固定装置、组织黏合剂或黏胶固定装置等）来固定导管。

（2）评估导管固定部位的皮肤状况。评估患者年龄、皮肤弹性和完整性、置管部位皮肤渗液情况，以及既往与黏胶相关的皮肤损伤情况。

（3）评估导管敷料的更换周期。

（4）评估可能导致导管脱出的物理因素，如使用化疗泵时，睡觉翻身时化疗泵易将导管扯出，须指导患者睡眠与活动时妥善固定静脉导管，防止导管脱出。

（5）必要时，通过B超、X线等确定导管尖端位置是否发生移位。

3．血栓形成的评估

（1）评估患者有无深静脉血栓史、与高凝状态相关的慢性疾病（如癌症、糖尿病、慢性阻塞性肺疾病、肥胖、炎症性肠病等）。

（2）评估患者实验室检查结果。纤维蛋白原升高，凝血酶、凝血酶原时间缩短，抗凝血酶Ⅲ活性降低，纤溶酶原激活物抑制物升高，A2抗纤溶酶活性升高，提示患者处于高凝状态。

（3）评估患者年龄、活动能力等。卧床患者活动减少，将增加血栓发生概率。

（4）评估患者使用导管类型、导管直径、穿刺方法、留置时长、化疗次数、导管功能、抗凝药物使用等。

（5）观察、测量和询问患者主诉及彩色多普勒影像学检查方法，评估是否发生导管相关性静脉血栓。

4．导管破裂的评估

（1）评估导管连接处、连接翼与导管连接处的连接情况。

（2）评估冲管使用的注射器。冲洗管腔时使用10 mL以下注射器脉冲冲管时，易因局部压强过大而损坏导管。

（3）评估刺激性药物输注后冲管情况。

5．患者要求拔管的评估

（1）评估是否有留置导管的必要。

（2）评估患者对静脉导管的认知及心理状态。加强沟通，告知患者留置静脉导管的意义和注意事项，让其对留置静脉导管有理性的认识而积极配合治疗。

6．置管侧肢体肿胀的评估

（1）评估患者对置管侧肢体肿胀的知识掌握程度。

（2）评估频率及评估方法。

A．评估频率：置管前评估，置管3天内每天评估1次，置管3天后每周评估1次，或怀疑置管侧肢体肿胀时每天评估。

B．评估方法：测量双侧肘横纹上10 cm处的臂围，注意监测置管侧肢体肿胀或减退程度。

7．感染或可疑感染的评估

（1）评估静脉导管置管和穿刺口部位是否存在与导管相关的感染症状及体征，如红斑、水肿、压痛或渗出物、输液港的皮下囊袋或隧道式导管的皮下隧道中的液体、周围硬结、穿刺部位渗出物或皮肤受损等。

（2）评估患者有无寒战、发热、白细胞升高等感染症状。

(3）评估患者置管期间日常生活习惯及导管感染防护知识。

8．机械性静脉炎的评估

（1）评估导管材质，如导管相对血管腔直径是否过大，导管材质及硬度，导管固定不良或因关节活动导致导管容易移动。

（2）评估置管人员资质和置管技术，如置管人员是否存在多次穿刺。

（3）评估穿刺静脉有无静脉炎发生，推荐使用静脉炎量表进行评估。

三、非计划性拔管的预防

1．预防导管堵塞

（1）正确输注药物，掌握药物配伍禁忌。临床上特别注意如下事项：①对沉淀风险较高的药物或溶液及时识别；②在两次输液之间至少使用0.9%氯化钠溶液10 mL进行脉冲式冲管；③若无输液顺序的特殊要求，在胶体与晶体交替输注时，胶体液不宜最后一组输注，以避免由于药物黏滞管壁引起的导管堵塞；④因两性霉素B与氯化钠有配伍禁忌，易发生沉淀，在输液结束时，应用20 mL 5%葡萄糖脉冲冲管后再用0.9%氯化钠溶液封管，糖尿病患者除外；⑤熟悉所用药物的pH及浓度，避免药物混合后造成结晶及沉淀。

（2）尽可能采用三向瓣膜式导管及正压接头，能降低管道堵塞发生率。

（3）正确的冲管及封管技术是预防导管堵塞的关键，利用脉冲式的冲管方法可使冲管液在管腔内产生旋流，清洁和冲净管壁。

（4）保持导管通畅。每次给药前，通过回抽回血评估导管的通畅性。及时处理所有发生了部分或完全堵塞的导管内腔。

（5）识别输注肠外营养发生脂质残留物堵管的风险，如疑似发生脂质残留物堆积时可增加冲管频率。

（6）对患者进行健康宣教。告知避免置管侧肢体活动过多或提重物导致回血。对剧烈咳嗽者最好使用输液泵。指导患者做好手臂的功能锻炼（握拳/松拳）及适度的活动，以促进局部的血液循环，预防堵管或血栓形成。

2．预防导管脱出或移位

（1）提高维护规范性。尽量有专职护理人员对导管进行维护，更换贴膜时由远心端向近心端撕下，避免撕贴膜时将导管带出，记录导管留置时间及长度。贴膜固定的好坏对于导管的稳定性至关重要。

（2）对于多汗的患者，可使用纱质胶布固定导管，纱质胶布具有很好的吸水性，可降低导管脱出的可能性。此外，建议患者在适宜的温度与湿度下活动，避免大量出汗，穿宽松棉质易吸汗的衣服。

（3）采用合适的镇静、约束方法。对患者的性格特征、耐受程度和意识状态进行评估。对于表现出躁动不安有拔管倾向的患者，须行双上肢的约束，对于极度烦躁、有导管脱出危险的患者，除行四肢的约束外，必要时加用胸带予以约束，并给予适量的镇静剂。

（4）加强护理观察。按时巡视病房，注意观察导管固定情况，每班评估导管长度及敷贴固定是否妥当，及时发现导管脱出的征兆。

（5）做好患者的宣教工作，患者发现贴膜松动时，应及时来院更换，告知患者注意上肢运动的幅度，避免导管尖端发生移位。

（6）心理护理。加强与患者的沟通，取得患者的合作，给予患者精神支持和情感慰藉，减轻患者的激动情绪。

3. 预防血栓形成

（1）置管前应严格掌握适应证，对高凝状态及有血栓史的患者谨慎置管，置管后采取正确的脉冲式冲管及正压封管技术。

（2）对于高凝状态患者，可使用肝素涂层导管预防导管内血栓形成。

（3）重视患者的化验检查及临床意义，临床上主要根据血液凝血酶时间、凝血酶原时间、纤维蛋白原、血小板计数、D-二聚体等判断患者是否存在血液高凝状态。

（4）准确把握PICC尖端位置。置管尖端位置位于中心静脉的优点是中心静脉血流量大，可使从导管输注体内的液体被快速稀释，减轻高浓度、高渗性、高刺激性液体对血管壁的损伤。若置管尖端位置位于非中心静脉时，可增加血栓发生概率，因此，须准确预测导管尖端的长度，当发现导管送管不畅、抽不出回血、冲管困难等异位高危因素时，应在B超或X线引导下及时调整位置，确保尖端到位。

（5）使用期间置管侧肢体适当活动，但要避免提重物等过度运动及长时间压迫置管侧肢体。

4. 预防导管破裂

（1）在换药时应用贴膜及胶布固定牢靠，冲洗管腔时使用10 mL以上注射器脉冲冲管，防止局部压强过大而损坏导管。

（2）根据患者情况选择合适的PICC。例如，三向瓣膜式PICC由于可修剪部分在导管末端，因此，置管前可在测量所得长度的基础上增加5 cm再修剪，一旦发生管道破裂和渗液，可重新修剪更换连接翼。其他导管可根据患者情况综合评估，必要时采取原位换管，以保证治疗的连续性。

（3）掌握正确的冲管方法。输注腐蚀性药物后，应及时充分冲管，防止药物滞留管内造成管道的腐蚀。

5. 预防患者要求拔管

（1）医护人员在置管前对带管生活的注意事项进行充分讲解，告知患者置管后会给洗澡、做家务等日常生活带来诸多不便，且每周需要进行维护，使患者做好心理准备。

（2）加强与患者的沟通，对置管后出现不适应的患者，耐心倾听患者的诉说，了解问题的症结所在，针对问题进行分析，与患者一起商量解决问题，同时提出可行性建议，帮助患者解决日常生活存在的问题。

（3）加强对基层及社区医务人员的培训，提高患者出院后PICC的护理服务质量，减少因社区医务人员技术不够而导致患者要求拔管的概率。

（4）定期宣教PICC维护知识，评估患者的遵医行为，使患者及家属理解PICC的用途及重要性，理解更换贴膜及冲管的目的，从而提高患者对治疗的依从性。

6. 预防置管侧肢体肿胀

置管侧肢体肿胀可能与淋巴液、静脉回流不畅等因素有关，容易导致深静脉血栓的发生，因此应积极预防置管侧肢体肿胀的发生。

（1）置管前做好充分评估，测量导管与血管直径的比率不超过45%。

（2）尽量选择较小直径的导管及单腔导管。

（3）在PICC或中等长度导管置管后根据不同人群的身体状况采取适宜的上肢运动，握弹力球2～10秒，然后放松2～10秒，25次/组，3～6组/天的方案进行功能锻炼，可帮助促进血液循环，预防肢体肿胀。

7. 预防感染或可疑感染

（1）加强医务人员的无菌观念。穿刺部位用无菌透明贴膜覆盖，便于观察局部情况。留置PICC后，护理人员必须认真执行无菌操作，熟练掌握正确的维护技术、冲管技术和封管技术，保证导管的安全留置。

（2）注意患者的血象变化。当患者出现白细胞计数高于正常值时，应注意患者是否感染。

（3）指导患者加强营养摄入，提高机体抵抗力。

8. 预防机械性静脉炎

（1）加强对穿刺者的培训。穿刺前应选择合适的血管和导管。避免细血管、粗导管，避免导管接触手套上的滑石粉，提高一次穿刺成功率。同时掌握拔针技巧，穿刺成功后，按压穿刺部位上方时避开穿刺针尖端，以针尖上方2 cm为宜，避免按压针尖造成血管内膜损伤。

（2）穿刺前先使用热毛巾湿敷或红外线灯照射，促进血管扩张。

（3）对有静脉炎高风险的患者，置管后24小时内在上臂沿静脉走向使用水胶体敷料或多磺酸粘多糖乳膏外涂，可预防静脉炎发生，并密切观察患者上肢的变化，如肿胀、疼痛等。

（4）掌握正确的输液顺序及冲管方法，避免药物对血管的强烈刺激。

9. 预防医护因素导致的脱管

（1）掌握正确的冲封管方法，掌握肝素封管液的配制方法，防止因封管不正确导致导管堵塞，影响导管的使用时间。

（2）对携带PICC管离院者做好健康教育。

（3）加强护理安全管理和护士的理论知识培训，重点关注交接班，严格执行床边交接班，发生意外拔管后，及时分析原因并进行对症处理。

10. 预防医用黏胶相关性皮肤损伤

（1）置管前充分了解患者过敏史，高敏体质患者置管应慎重。

（2）选择合适的消毒液及抗过敏贴膜，必要时应使用皮肤保护剂。

（3）及时评估置管处皮肤状况，对症处理。在患者出现皮肤过敏时，应尽早干预，及时使用抗过敏药膏。轻度皮炎患者可在高透气性透明敷贴上涂抹药膏，通过药物渗透起到治疗作用；重度皮炎患者应采用纱布敷贴，做好妥善固定；出汗较多的患者，应保持置管部位皮肤的清洁、干燥。

四、非计划性拔管处理

1. 导管堵塞的处理

（1）一旦发现输液速度减慢，切忌用力推注或冲管，否则可能出现导管断裂或血栓脱落、脏器栓塞等更严重的后果。

（2）应仔细检查体外因素和体位因素，若是导管扭曲、打折所致的堵塞，解除导管的扭曲、打折部位即可，避免盲目拔管造成不良后果。

（3）若因内在因素（如血液高凝状态）导致血栓形成，可在必要时进行溶栓处理。

（4）若上述措施无法解决，可考虑拔管。

2. 血栓形成的处理

发现液体流速变慢时，及时用负压溶栓并抽出液体，切勿用力将液体推入血管，以免造成栓子脱落进入体内，导致重要脏器栓塞。

3. 导管破裂的处理

导管破裂时，应在导管断裂处上方或靠近穿刺点处将导管折起，并用胶布固定，及时联系 PICC 专科护士，进行处理。

4. 患肢肿胀的处理

教会患者自己观察穿刺点、敷贴、手臂及导管的变化，有异常及时与护士联系。

5. 感染或可疑感染的处理

（1）若置管处出现贴膜受潮、卷边、松动、潮湿、污染，应立即更换。

（2）观察有无局部感染征象（穿刺点红、肿、硬结），若发现局部感染，取分泌物进行细菌培养，同时遵医嘱使用抗生素治疗。如果发生全身感染症状（发热、白细胞升高等），按医嘱静脉使用抗菌药物，必要时考虑抗菌药液封管。

（3）做好导管尖端培养及血培养，对症处理。

（4）若无须使用导管或未能控制感染，应及时拔管。

6. 机械性静脉炎的处理

（1）对静脉炎高危患者采取早期护理干预，评估静脉炎程度，采取正确的护理措施。

（2）对早期机械性静脉炎及时给予处理，可采取抬高患肢，给予硫酸镁湿热敷、红外线灯照射、外涂多磺酸粘多糖乳膏等措施以促进局部血液循环，疼痛明显者可给予双氯芬酸二乙胺乳胶剂外涂缓解疼痛，减轻炎性反应。

7. 医用黏胶相关性皮肤损伤的处理

（1）若出现皮肤过敏，可适当使用抗过敏药缓解症状，如糠酸莫米松乳膏、地塞米松水剂等。

（2）出现轻度皮肤过敏时，及时更换敷料，采用透气性好的敷料（如无菌纱布），隔天更换，待过敏症状好转后转用低敏性敷贴。

（3）对透明贴膜下出现皮疹或皮肤发红、瘙痒的患者，定期更换贴膜；消毒时应避免使用乙醇，因其可造成患者局部疼痛或皮肤发红加剧；使用贴敷时应在局部消毒液充分待干时进行；可选用水胶体敷料贴敷，因其有较强的亲水性及自溶清创能力，慎用葡萄糖酸氯己定抗菌透明敷料。

五、非计划性拔管的应急流程和报告表

（一）PICC 和 CVC 非计划性拔管的应急流程

PICC 和 CVC 非计划性拔管的处理流程如图 4-1 所示。

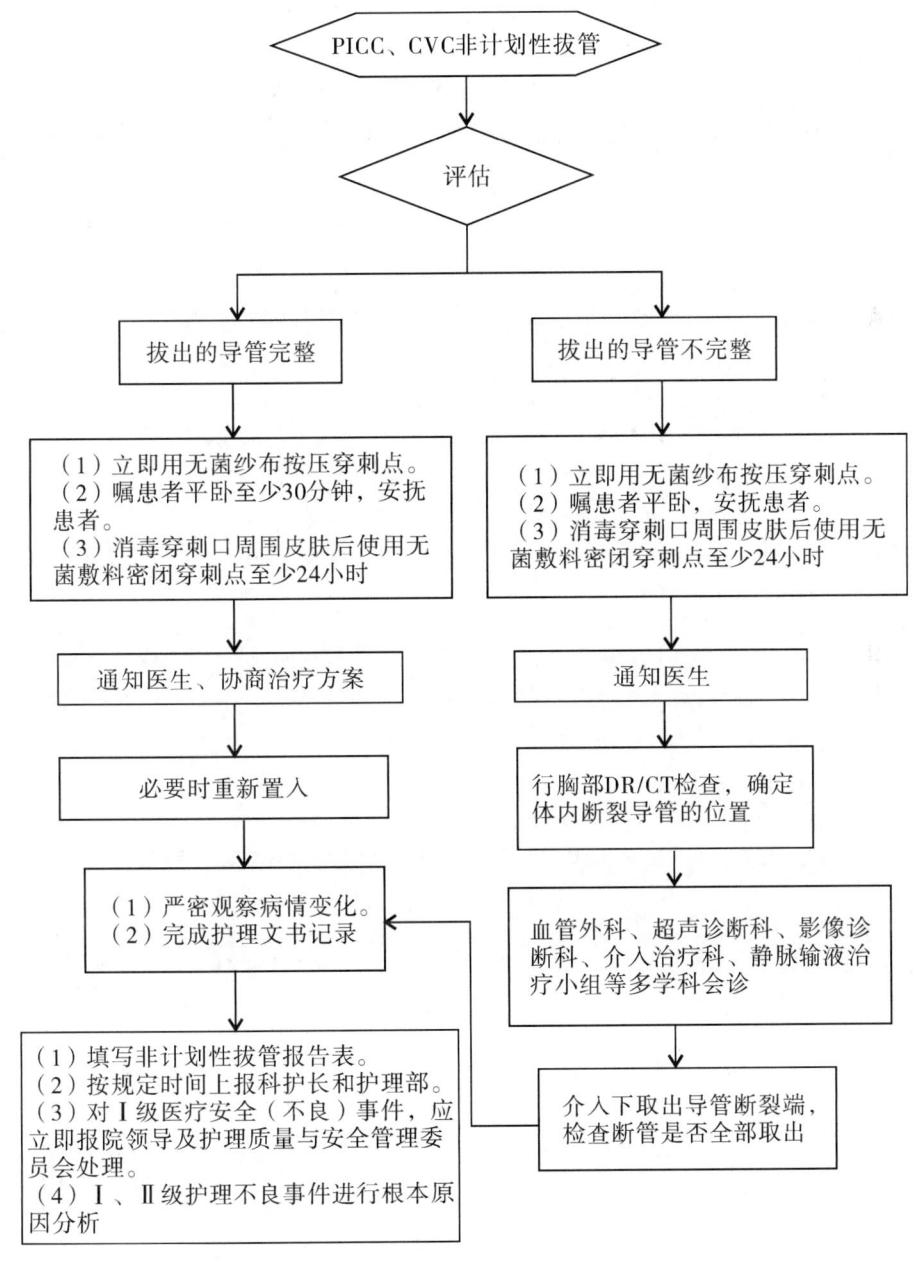

图 4-1 PICC 和 CVC 非计划性拔管的处理流程

（二）PICC 和 CVC 非计划性拔管的报告表

PICC 和 CVC 非计划性拔管的报告见表 4-1。

表 4-1 PICC 和 CVC 非计划性拔管报告

患者姓名：_____ 病区：_____ 登记号：_____ 职业：_____ 性别：□男 □女 年龄：_____岁 诊断：_____ 护理级别：□Ⅰ级 □Ⅱ级 □Ⅲ级 文化程度：□文盲 □小学 □初中 □高中 □大学
入院时间：___年___月___日___时___分 发生时间：___年___月___日___时___分 地点：_____ 发现人：□护士 □医生 □陪人或家属 □患者本人 当班责任护士工作年限：___年 职称：___。 发生时床护比：患者___人／护士___人（含助护___人）___
导管类型：□深静脉管：○PICC ○CVC（○颈静脉 ○锁骨下静脉 ○股静脉） 　　　　　　　　○输液港 ○血液透析管 　　　　　□外周静脉导管：○中等长度导管 ○迷你导管 ○外周静脉留置针 　　　　　□其他 置管日期：_____年___月___日___时___分 意识状态：□清醒 □谵妄 □嗜睡 □昏睡 □浅昏迷 □深昏迷 活动能力：□行动正常 □使用助行器 □偏瘫 □无法行动 情绪状态：□稳定 □有时稳定 □不稳定 耐受程度：□能耐受 □疼痛或不适，基本能耐受导管 □疼痛或不适，不能耐受导管 合作程度：□合作 □有时合作 □不合作 约束带使用：□有 □无 自我照顾能力：□自理 □部分依赖 □完全依赖 健康宣教：□已做 □未做 管道固定方法：□缝合 □一体化敷料固定 □固定装置固定 □纱布加胶带固定 　　　　　　　□其他 脱管原因：□患者自拔 □自主活动时滑脱 □协助患者活动时滑脱 □医务人员操作时滑脱 　　　　　□与操作无关的滑脱 滑脱后并发症：□出血___mL □气胸 □感染 □窒息 □空气栓塞 　　　　　　　□血栓 □渗出／外渗 □其他 脱出导管：□部分脱出（脱出长度：___cm） □完全脱出 能否继续使用：□是 □否
事件经过：
事件结局：□Ⅰ级 □Ⅱ级 □Ⅲ级 □Ⅳ级
处理措施：

续表 4-1

原因分析及防范措施:

参加讨论人员：

上报人员：　　　　　电话：

区护士长：　　　　　科护士长：　　　　　报告时间：

（陈利芬　胡艳群　王乔凤）

第四节　静脉治疗相关护理文书

一、常用静脉治疗护理的相关护理文书

（1）知情同意书，如 PICC 知情同意书、经外周静脉置入中等长度导管（MC）知情同意书等。

（2）导管置入手术记录单，如 PICC 护理记录单、经外周静脉置入 MC 护理记录单。

（3）特殊静脉导管置入术后维护记录单，如 PICC 置入术后维护记录单、CVC 置入术后维护记录单、MC 置入术后维护记录单、输液港植入术后维护记录单等。

（4）健康教育单，如 PICC 置入术后患者健康教育单、MC 置入术后患者健康教育单等。

（5）并发症评估与护理单，如药物渗出或外渗专科护理评估单、发生药物渗出或外渗时记录的专科护理单等。

二、静脉治疗护理相关护理文书书写要求

（一）PICC/MC 置管知情同意书

（1）PICC/MC 置管前由医生或置管护士向患者或家属详细讲解置管原因、方法、目的、可能出现的风险等，征得患者或家属同意后签署知情同意书。

（2）知情同意书内容包括但不限于患者一般资料、目前诊断、置管原因、方法、可供选择的替代方法及优缺点、置管目的、拒绝置管可能发生的后果、置管可能出现的风险及并发症、高值耗材费用等，谈话医生或护士、患者或家属应签全名。具体详见表 4-2、表 4-3。

表4-2 经外周静脉置入中心静脉导管（PICC）置入术知情同意书

姓名：　　　性别：　　　年龄：　　　科室：　　　床号：　　　住院号/ID号：

一、目前诊断
二、置管原因 　　因患者病情及治疗需要，在 □全身麻醉　□局部麻醉　□无麻醉下进行经外周静脉置入中心静脉导管（PICC）置入术
三、置管方法 　　PICC是指从外周静脉穿刺置入的中心静脉导管，它是一根细小、柔软而弹性良好的静脉输液导管，从外周静脉置入，然后沿着静脉走向前行，导管最终被送到上腔/下腔静脉处。导管一般可留置数月至1年不等
四、除了PICC，根据患者病情，目前还有如下方法可选择： 　　□方法一：中心静脉穿刺置管术。它是通过颈内静脉、锁骨下静脉或股静脉穿刺置管，导管前端到达上腔静脉处或下腔静脉。优点：可用于急、危重症及手术患者快速输注大容量液体及进行血流动力学监测。缺点：该项操作易损伤脏器及动脉、发生感染及静脉血栓的风险较PICC要高，留置时间较短。 　　□方法二：输液港植入术。优点：输液港完全埋植于皮下，减少了组织的暴露，并发症发生率低，维护方便，对患者活动限制少，可保留1年以上。缺点：输液港价格及使用、维护操作费用较PICC高，输液港的植入及取出均须手术进行，若出现导管相关的并发症，会给患者带来二次手术的痛苦和经济负担
五、PICC置管目的 　　减少频繁穿刺外周静脉的次数，减轻患者的痛苦，避免化疗药物、刺激性药物等外渗引起的并发症，确保有一条有效的静脉通道，为安全、及时用药提供保障
六、拒绝置管可能发生的后果 　　影响用药治疗，导致病情加重或恶化；继发其他并发症，如静脉炎、药物外渗及其导致的组织坏死等
七、由于个体差异，少数患者在PICC置管过程及置管后可能发生的风险和并发症，包括但不限于： 　　（1）麻醉风险和并发症（局麻外的麻醉风险和并发症由麻醉医师另行告知）：局麻药的过敏反应；麻药刺激引起血压增高；短期或长期的神经麻痹，感觉麻木或肌肉运动障碍等。 　　（2）药物副作用：包括轻度的恶心、皮疹、过敏性休克等症状，严重者危及生命。 　　（3）术中：置管失败、局部出血、局部神经损伤、局部淋巴管损伤、心律失常甚至心脏骤停。 　　（4）术后：导管堵塞、导管脱出、局部或血流感染、静脉炎、导管相关性皮损、淋巴漏、静脉血栓形成、导管破损或断裂以及其他并发症。 　　（5）出现以上并发症可能导致患者病情加重、延长住院时间、增加住院费用，甚至意外死亡
八、高值医用耗材 　　术中需要使用的高值医用耗材有：经外周插管的中心静脉导管套件及附件。总费用约为____元，根据患者费用类别，费用承担方式为第____种（1. 全部自费；2. 部分自费，按本市医保/公医办等规定执行）

续表 4-2

九、医生/护士陈述
我已经告诉患者将要进行的置管操作方式、此次操作及操作后可能发生的并发症和风险。一旦发生上述的并发症及风险，我们会采取积极应对措施。 　　负责谈话的医生/护士签名：＿＿＿＿＿＿　　　签名日期：＿＿＿＿＿年＿＿＿＿＿月＿＿＿＿日
十、患方意见及确认
（1）前述内容医生/护士已向我做了充分的告知并已就有关医疗风险进行了详细说明。 　　（2）我们已经详细了解PICC置管术的情况及可能出现的医疗风险，并同意实施PICC置管术。若不幸出现术中意外或并发症，我们将表示谅解，并积极地配合医生的治疗。 　　患者签名：＿＿＿＿＿＿　　　签名日期：＿＿＿＿＿年＿＿＿月＿＿＿日 　　如果患者无法签署知情同意书，请其授权的亲属在此签名： 　　患者授权亲属签名：＿＿＿＿＿　　与患者关系：＿＿＿＿＿　　签名日期：＿＿＿年＿＿＿月＿＿＿日
备注：
由于医疗技术水平发展的局限和个体差异，存在医务人员难以预知的风险，故诊疗过程中实际出现的风险不限于上述说明内容。如果患方拒绝签字，请医生在此说明：＿＿＿＿＿＿＿＿＿＿＿＿＿＿＿＿

表 4-3　经外周静脉置入中等长度导管（MC）知情同意书

姓名：　　性别：　　年龄：　　科室：　　床号：　　住院号/ID 号：

一、目前诊断
二、置管原因
因患者病情及治疗需要，在＿＿＿＿＿＿麻醉下进行经外周静脉置入中等长度导管（MC）置管术
三、置管方法
MC 是指从外周静脉穿刺置入的导管，它是一根细小、柔软弹性良好的导管，从外周静脉置入，沿着静脉走向前行，导管尖端位于腋静脉胸段或锁骨下静脉，靠近锁骨中线位置。导管一般可留置 2～4 周
四、除了 MC，根据患者病情，目前还有如下方法可选择： 　　□方法一：PICC 穿刺置管术。它是从外周静脉穿刺置入的中心静脉导管，是一根细小、柔软而弹性良好的静脉输液导管，从外周静脉置入，然后沿着静脉走向前行，导管最终被送到上腔/下腔静脉处。导管一般可留置数月至 1 年不等。优点：可用于输注化疗药物及其他任何刺激性药物。缺点：PICC 费用较 MC 要高，术后须拍 X 线片确定导管位置。 　　□方法二：中心静脉穿刺置管术。它是通过颈内静脉、锁骨下静脉或股静脉穿刺置管，导管尖端到达上腔静脉或下腔静脉处。优点：可用于急、危重症及手术患者快速输注大容量液体及进行血流动力学监测。缺点：该项操作易损伤脏器及动脉，发生感染及静脉血栓的风险较 MC 要高，留置时间较短

续表 4-3

五、MC 置管目的 　　减少频繁穿刺外周静脉的次数，减轻患者的痛苦，避免药物外渗等引起的并发症，确保有一条有效的静脉通道，为安全、及时用药提供保障
六、拒绝置管可能发生的后果 　　影响用药治疗，导致病情加重或恶化；继发其他并发症，如静脉炎、药物外渗及其导致的组织坏死等
七、由于个体差异，少数患者 MC 置管过程及置管后可能发生的风险和并发症，包括但不限于： 　　（1）局部麻醉风险和并发症（局麻外的麻醉风险和并发症由麻醉医师另行告知）：局麻药的过敏反应；局麻药刺激引起血压增高；短期或长期的神经麻痹，感觉麻木或肌肉运动障碍等。 　　（2）药物副作用：包括轻度的恶心、皮疹、过敏性休克等症状，严重者危及生命。 　　（3）术中：置管失败、局部出血、局部动脉损伤、局部神经损伤、局部淋巴管损伤。 　　（4）术后：导管堵塞、导管脱出、局部或血流感染、静脉炎、导管相关性皮炎、淋巴漏、静脉血栓形成、导管破损或断裂及其他并发症。 　　（5）出现以上并发症可能导致患者病情加重、延长住院时间、增加住院费用
八、高值医用耗材 　　术中需要使用的高值医用耗材有：MC 套件及附件。总费用约为＿＿＿＿元，根据患者费用类别，费用承担方式为第＿＿种（1. 全部自费；2. 部分自费，按本市医保/公医办等规定执行）
九、医生/护士陈述： 　　我已经告诉患者将要进行的置管操作方式、此次操作及操作后可能发生的并发症和风险。一旦发生上述的并发症及风险，我们会采取积极应对措施。 　　负责谈话的医生/护士签名：＿＿＿＿＿＿　　签名日期：＿＿＿＿＿年＿＿＿＿月＿＿＿＿日
十、患方意见及确认 　　（1）前述内容医生/护士已向我做了充分的告知并已就有关医疗风险进行了详细说明。 　　（2）我们已经详细了解 MC 置管术的情况及可能出现的医疗风险，并同意实施 MC 置管术。若不幸出现术中意外或并发症，我们将表示谅解，并积极地配合医生的治疗。 　　患者签名：＿＿＿＿＿＿＿＿　　签名日期：＿＿＿＿＿年＿＿＿月＿＿＿日 　　如果患者无法签署知情同意书，请其授权的亲属在此签名： 　　患者授权亲属签名：＿＿＿＿＿　　与患者关系：＿＿＿＿＿　　签名日期：＿＿＿＿＿年＿＿＿月＿＿＿日
备注： 　　由于医疗技术水平发展的局限和个体差异，存在医务人员难以预知的风险，故诊疗过程中实际出现的风险不限于上述说明内容。如果患方拒绝签字，请医生在此说明：＿＿＿＿＿＿＿＿ ＿＿

（二）PICC/MC 护理记录单

（1）护理记录应遵循客观、真实、准确、及时、完整的原则。

（2）护理记录内容包括但不限于：患者一般资料、生命体征、皮肤情况、过去史、是否有传染病、感染症状、出血倾向、用药情况、外周血管情况、选择置管的静脉、置管方式、置管过程、导管资料、导管放置时间、操作者及辅助者签名。具体详见表4-4。

表4-4 经外周静脉置入中心静脉导管/中等长度导管护理记录单

姓名： 性别： 年龄： 科室： 床号： 住院号/ID号：

生命体征	T：_____℃，P：_____次/分，R：_____次/分，BP：_____mmHg
皮肤情况	□正常、弹性好　□局部皮肤受损　□炎症 □脱水状态（脱水程度：□轻　□中　□重） □水肿（水肿程度：□轻　□中　□重） □其他：_____
传染病	□无　　□有　（传染病名称：_____）
过去史	□无　　□有　（□上腔静脉压迫综合征　□慢性肾功能不全　□化疗史 □放疗史　□其他：_____）
感染症状	□无　□有　症状：_____ 白细胞计数_____×10^9/L，□未测　其他：_____
出血倾向	□无　□有　（症状：□皮肤出血点　□黏膜出血　□消化道出血 □伤口渗血　□其他：_____） 血小板计数：_____×10^9/L，□未测　其他：_____ 凝血酶原时间（PT）：_____秒，□未测　其他：_____
使用药物情况	□普通药物　□血管活性药　□抗生素　□静脉营养　□细胞毒性药物 □输血制品　□高渗药物　□其他：_____
外周血管情况	充盈度：□好　□差　　弹性：□好　□差　　□血管细小　　□脆性大 □血管条索状　□有静脉窦　□静脉炎_____级
中心静脉置管史	□无　□有（□PICC　□CVC　□输液港　□其他：_____） □置管次数：_____次 □置管肢体：_____
选择置管静脉及部位	□右　□左　□肘上　□肘下　□肘正中静脉　□贵要静脉　□头静脉 □肱静脉　□其他：_____
选择置管静脉的情况	□粗　□较粗　□细　□弹性好　□弹性一般　□弹性差 □周围皮肤无异常　□周围皮肤有瘀斑、瘢痕或炎症 □曾有穿刺史　□无穿刺史
置管方式	□盲穿置管技术　□改良塞丁格技术　□超声引导下改良塞丁格技术 □其他：_____

续表 4-4

置管过程	基础臂围（左/右）：_____cm 导管预置入长度：_____cm 修剪长度：_____cm 外露长度：_____cm 使用利多卡因局麻：□有 □无 □全身麻醉 穿刺次数：□1次 □2次 □>2次 穿刺结果：□成功 □不成功 原因：_____。 置管过程：□顺利 □不顺利 置管后定位：□腔内心电图定位 □X线 □超声 □其他 □结果显示导管前端位于_____。 再处理：□无 □有（填写如下）： 导管退出：____cm，实际置入长度：____cm，外露长度：____cm 穿刺点：□未加压 □加压 使用敷料种类：□纱布 □透明敷贴 型号_____ 置管过程并发症：□无 □有（填写如下）： □送导丝困难 □送管困难 □局部血肿 □导管异位 □误穿动脉 □误穿神经 □心律失常 □其他：_____
导管资料	□PICC □MC 品牌：_____，导管编号：_____， 导管型号：_____Fr，穿刺器：_____Ga （贴导管条形码区域）
	导管放置时间：_____年___月___日___时___分 操作者签名：_____ 辅助者签名：_____

（三）特殊静脉导管置管术后维护记录单

（1）本维护记录单适用于 PICC、MC、CVC、PORT。

（2）静脉导管维护记录应遵循客观、真实、准确、及时、完整的原则。

（3）维护记录单记录内容包括但不限于：患者一般资料、置管日期、导管带入日期、导管种类、管腔类型、置管部位、置管静脉、导管外露/置入长度、基础臂/腿围穿刺局部评估、导管功能评估、导管维护情况、导管留置必要性、特殊情况处理记录、操作者签名。

（4）评估时机。对于住院治疗的患者应每天评估，其他场所，如家庭护理或社区护理，定期电话随访进行评估。携管期间有异常情况随时评估（不建议携带 MC、CVC 出院），带管期间至少每周维护导管1次。具体详见表 4-5。

表4-5 特殊静脉导管置管术后维护记录单

姓名：　　　性别：　　年龄：　　诊断：　　科室：　　床号：　　住院号/ID号：

置管情况	导管种类	□PICC　□MC □CVC　□PORT		置管时间：	带入时间：		
	管腔类型	□单腔　□双腔 □三腔　□耐高压		外露长度：　　cm	基础臂围：　　cm		
	导管末端	□末端开口　□三向瓣膜		置入长度：　　cm	基础腿围：　　cm		
	置管部位	□左侧　□右侧 □上肢　□下肢 □其他：	置管静脉	□贵要静脉　□肘正中静脉　□头静脉 □肱静脉　□颈内静脉　□锁骨下静脉 □股静脉　□其他：			
维护记录	日期						
	导管在使用中（是/否）						
	敷料固定情况						
	穿刺点及周围皮肤情况						
	导管外露长度（cm）						
	臂围/腿围/（cm）						

续表 4-5

维护记录	导管完整（是/否）							
	导管通畅（是/否）							
	更换无损伤针（是/否）							
	冲封管							
	更换敷料							
	更换接头							
	特殊情况处理记录							
导管拔除								
拔管原因：□治疗结束 □出院 □感染 □堵塞 □脱管 □渗漏 □断裂 □其他_____。 拔管者： 拔出导管是否完整：□是 □否（□断管 □破损 □其他_____） 拔管时间：_____年___月___日___时								
护士签名								

备注：
(1) 在相应栏目填写序号或数字及"√""×"，空项划"/"。
(2) 敷料固定情况：①完好；②卷边；③松脱；④潮湿。
(3) 穿刺点及周围皮肤情况：①正常；②渗血；③渗液；④脓性分泌物；⑤红肿；⑥硬结；⑦触痛；⑧皮温高；⑨皮疹。
(4) 更换敷料：写上更换敷料的种类。
(5) 更换接头：写上更换接头的类型。
(5) 特殊情况记录：穿刺点及皮肤异常情况或导管移位/破损/堵塞/感染等的处理。

（四）PICC 置入术后健康教育单

(1) 本健康教育单适用于 PICC 置入术后患者。

(2) 健康教育单内容包括向患者介绍什么是 PICC、PICC 的优点、导管相关信息、带管期间注意事项、意外情况应急处理。具体详见表 4-6。

表4-6 经外周静脉置入中心静脉导管（PICC）置管术后健康教育单

姓名：　　　　性别：　　　年龄：　　　诊断：　　　科室：　　　床号：　　　住院号/ID号：

什么是 PICC	PICC是指从外周静脉穿刺置入的中心静脉导管。它是一根细小、柔软且弹性良好的静脉输液导管，从肘部、上臂、头部或腿部（新生儿）的表浅静脉置入，然后沿着静脉走向前行，导管最终被送到接近心脏的大血管处
PICC的优点	（1）PICC可用于静脉输液、输血等所有的静脉治疗。PICC还可以用于抽取血液标本，减轻因反复穿刺导致的痛苦，达到一针完成静脉治疗的目的。 （2）PICC的建立保证了患者静脉治疗安全，避免因输注化疗药物等刺激性、发疱性药物致使静脉受损、药物外渗，甚至引起局部组织的坏死、功能障碍等。 （3）PICC在体内可留置约1年，且拔管后一般不留后遗症。 （4）PICC可由护士在病房操作，较其他中心静脉通路的建立具有简单、方便、快捷的优势
导管相关信息	导管置入长度：_____cm 导管外露长度：_____cm 置管侧臂围（肘关节上10 cm）：_____cm 置管日期：_____年___月___日
带管注意事项	（1）置管当天穿刺口局部可用弹力绷带加压止血，如果感觉肢体发胀等压迫过紧等不适，请及时告知护士处理。 （2）携带PICC期间，若为治疗间歇期，至少每7天到当地医院对PICC导管进行冲管、换贴膜、换输液接头等维护。 （3）当贴膜边缘有卷曲、松动，贴膜潮湿，导管回血，穿刺口渗血、渗液、分泌物等时，及时到医院维护。 （4）带管时请保持置管侧肢体清洁干燥，不可擅自撕下导管外固定的透明贴膜，不可牵拉导管以防导管脱出或断裂滑入体内，特别是在穿、脱衣服时防止将导管带出，衣服袖口应选择宽大袖口，不宜过紧，必要时以网套加以保护，若不慎将导管部分拉出体外，严禁自行将导管送回体内，应及时到医院寻求帮助。 （5）携带导管期间可以淋浴，但应避免泡浴、盆浴。淋浴前用保鲜膜在置管部位缠绕2~3圈，上下边缘用胶布贴紧，或使用PICC专用防水袖套，淋浴后检查贴膜有无潮湿，若有潮湿请及时到医院维护更换贴膜，以防造成穿刺部位感染或脱管。 （6）留置PICC期间可以从事一般性日常工作、家务劳动，但须避免使用置管侧手臂提过重的物体（限重5 kg以下），不做引体向上、托举哑铃及打球等锻炼，肘部置管时，置管侧肢体不做肘关节反复屈伸运动（如抖晒被子、衣服），避免游泳等会浸泡到无菌区的活动。 （7）不可在置管侧手臂穿刺口上方扎止血带及测量血压。 （8）带管期间多喝水，并适当做松握拳动作，促进血液循环，预防静脉血栓形成。 （9）非耐高压PICC可以行常规输液泵给药，但不应用于CT或核磁共振等检查时高压注射泵推注造影剂，以免造成导管破裂。 （10）由于个体差异，即使在正常使用和维护的情况下，也可能发生静脉炎、静脉血栓形成、导管相关性血流感染等并发症。请注意观察置管手臂、导管穿刺口及周围有无发红、疼痛、肿胀，有无渗出等异常情况，如果有，应及时到医院就诊。 （11）带管出院若不能回置管医院进行维护，请按时到当地医院由专业护士维护

续表 4-6

意外情况应急处理	（1）如果导管接头发生松动，立即拧紧；如果接头脱落，立即将导管头端反折，及时到医院处理。 （2）如果导管连接处有液体漏出，在导管漏液处上方或靠近穿刺点处将导管反折，并用胶布固定，及时到医院进行处理。 （3）如果导管部分脱出，立即到医院行胸部 X 线检查，确定导管末端位置，不能使用的情况下，拔除导管，拔除后检查导管的完整性。 （4）如果导管完全脱出，立即使用无菌纱布或创可贴压迫置管处止血，检查导管完整性。 （5）如果导管发生折断，穿刺口外能见到导管断端，马上将导管往外拉出少许，然后用胶布将导管返折固定在手臂上；若发现导管断端已经滑入体内，立即用手指按压导管远端的血管或立即于上臂腋部扎止血带，患者及置管侧肢体制动，立即送入医院取出导管

本人已接受了以上教育，已理解上述内容，并愿意对导管的维护及以上内容负责。如果有疑问，我会及时打电话或直接到医院寻求帮助。（咨询电话：_____）

患者/家属签名：_____　与患者关系：_____　日期：____年___月___日
宣教护士签名：_____　日期：____年___月___日

（五）MC 置入术后患者健康教育单

（1）本健康教育单适用于 MC 置管术后患者。

（2）健康教育单内容包括向患者介绍什么是 MC、MC 优点、导管相关信息、带管期间注意事项。具体详见表 4-7。

表 4-7　中等长度导管（MC）置入术后患者健康教育单

姓名：　　性别：　　年龄：　　诊断：　　科室：　　床号：　　住院号/ID 号：

什么是中等长度导管	中等长度导管（MC）是一根细小、柔软弹性良好的导管，从外周静脉置入，沿着静脉走向前行，导管尖端位于腋静脉胸段或锁骨下静脉，靠近锁骨中线位置
MC 优点	（1）MC 可用于静脉输液、输血等静脉治疗，还可以用于抽取血液标本，减轻因反复穿刺带来的痛苦，保护外周血管。 （2）患者活动方便，不影响基本的日常生活。置管后无须进行胸片检查，导管留置时间一般为 2～4 周。 （3）可在患者床旁由专业护士完成

续表 4-7

带管注意事项	(1) 置管当天穿刺口局部可用弹力绷带加压止血，如感觉肢体发胀等压迫过紧等不适，请及时告知护士处理。 (2) 当贴膜边缘有卷边、松脱，贴膜潮湿，导管回血，穿刺口渗血、渗液、分泌物、导管脱出或破损等及时告知护士处理。 (3) 带管时请保持置管侧肢体清洁干燥，不可擅自撕下导管外固定的透明贴膜，不可牵拉导管以防导管脱出或断裂滑入体内，特别是在穿、脱衣服时防止将导管带出，衣服袖口应选择宽大袖口，不宜过紧，必要时以网套加以保护，若不慎将导管部分拉出体外，严禁自行将导管送回体内，应及时告知护士处理。 (4) 携带导管期间可以淋浴，但应避免泡浴、盆浴。淋浴前用保鲜膜在置管部位缠绕 2~3 圈，上下边缘用胶布贴紧，或使用保护静脉导管专用防水袖套，淋浴后检查贴膜有无潮湿，若有潮湿请及时告知护士并予更换贴膜，以防造成穿刺部位感染或脱管。 (5) 留置 MC 期间可以从事一般性日常活动，但须避免使用置管侧手臂提过重的物体（限重 5 kg 以下），不做引体向上、托举哑铃及打球等锻炼，肘部置管时，置管侧肢体不做肘关节反复屈伸运动，避免盆浴等会浸泡到无菌区的活动。 (6) 不可在置管侧手臂穿刺口上方扎止血带及测量血压。 (7) 带管期间多喝水，并适当做松握拳动作，促进血液循环，预防静脉血栓形成。 (8) 非耐高压 MC 可以行常规输液泵给药，但不应用于 CT 或核磁共振等检查时高压注射泵推注造影剂，以免造成导管破裂。 (9) 由于个体差异，即使在正常使用和维护的情况下，也可能发生静脉炎、静脉血栓形成、导管相关性血流感染等并发症。请注意观察置管侧手臂、导管穿刺口及周围有无发红、疼痛、肿胀，有无渗出等异常情况，如果有，应及时告知护士处理。 (10) 一般 MC 不建议带管出院，出院时予拔除导管

本人已接受了以上教育，已理解上述内容，并愿意对导管的维护及以上内容负责。若有疑问，我会及时打电话或直接到医院寻求帮助。（咨询电话：_____）

患者/家属签名：_____ 与患者关系：_____ 日期：____年____月____日

宣教护士签名：_____ 日期：____年____月____日

（六）药物渗出/外渗护理记录单

本单适用于药物渗出或外渗的评估及护理记录。记录内容包括但不限于：外渗药物名称及类型、输液开始时间、发现外渗时间、输注血管通路、输注方式、外渗区域情况及外渗等级、患者主诉、处理措施及效果等。具体详见表 4-8。

表 4-8 药物渗出/外渗护理记录单

姓名：　　　　性别：　　　年龄：　　　诊断：　　　科室：　　　床号：　　　住院号/ID 号：

外渗药物名称 药物类型	药名：_____。 类型：□强刺激性（发疱剂等）　□弱刺激性（刺激剂） 　　　□非刺激性　□其他
输液开始时间	_____年___月___日___时___分
发现外渗时间	_____年___月___日___时___分
输注血管通路	□经外周导管：□头皮钢针　□留置针　□MC □经中心静脉导管：□PICC　□CVC　□PORT
治疗前输液 部位评估情况	局部皮肤颜色：□正常 □异常（□苍白　□发红　□水肿　□其他：　　　　　）
输注方式	□静脉滴注　　□静脉推注　　□静脉泵入　　□高压泵入
穿刺血管部位	颈胸部：□颈外　　□颈内　　□锁骨下　　□胸壁　　□其他 上　肢：□手背　□腕部　□前臂　□肘部　□上臂　□其他： 下　肢：□足背　□足踝　□小腿　□大腿　□股静脉　□其他： 其　他：
外渗分级	□0级　　□I级　　□II级　　□III级　　□IV级
外渗部位情况	肢体有无肿胀：□无　　□有（肿胀面积：　　　　cm，臂围：　　　　cm） 局部皮肤温度：□正常　　□皮温凉　　□皮温高 局部皮肤颜色：□正常　　□异常（□苍白　□发红　□发绀　□其他　　） 局部有无水疱：□无　　□有（水疱大小：　　　　cm） 局部疼痛感觉：□无　　□轻度　　□剧痛　　□灼热感　　□其他： 其他表现：
处理措施	□立即停止药物的输入　　□回抽残留药物 局部药物封闭：□否　□是（药名+量：　　　　　　　　　　　　） 局部湿敷：□否　□是（药名：　　　　　　　　　　　） 局部热敷：□否　□是（药名：　　　　　　　　　　　） 局部冰敷：□否　□是 其他处理：
外渗局部图片	处理前图片（标有日期时间） 处理后图片（标有日期时间）

续表 4-8

患者教育 患者随访	教育：□有　　□无 随访：□有　　□无
处理效果评价	
责任护士签名：_____　　　时间：_____年___月___日	

（周雪梅　黄果花　吴碧芳）

第五节　静脉治疗护理信息化管理

护理信息化管理是将信息技术、计算机技术和网络技术引入护理工作中，应用护理信息管理系统来执行护理管理的各个环节，可以优化管理流程，提高管理效率。但是，由于信息化管理技术日新月异，各医院在静脉治疗护理信息管理系统中的功能设计与开发可能存在差异性，因此，本章节仅对静脉治疗护理信息化管理做简单介绍。

一、静脉治疗护理信息化管理的意义

静脉治疗护理信息化系统为临床静脉治疗相关数据的存储、获取和利用提供了帮助，为医院管理质量监控部门实时掌握数据、信息及各项质量指标，建立静脉治疗科学管理提供了更有效的依据。

二、静脉治疗护理信息化管理的目标

1. 搭建互联网护理信息平台

医护人员通过互联网信息平台记录留置静脉导管及导管维护的信息，制订导管维护计划。同时，通过互联网信息平台实现对转院、治疗间歇期、出院带管期间静脉导管情况和患者资料信息进行统一管理和监控。

2. 质量监控

医院管理质量监控部门能通过静脉治疗信息网络平台进行统计分析，及时掌握静脉治疗护理的结构质量指标、过程质量指标及结局质量指标，并可进行预见性管理，信息交流，加强医院之间护理质量的监控。

3. 信息共享

信息化系统记录了患者从置管前的评估、置管、导管维护、健康教育到拔除导管的所有信息，这些信息可以供门诊系统、住院系统、医院管理质量监控部门的工作人员通过信息系统共享查阅使用。

三、静脉治疗护理信息化系统的功能

1. 建立完整的置管、维护信息管理体系

系统对每一位患者置管前的评估、导管的置入、维护到导管拔除，进行全程信息记录追踪，形成一个静脉输液导管管理的闭环。

2. 实时动态监控静脉治疗护理质量功能

系统可将采集到的数据进行分析，对置管和导管维护环节中存在的异常问题进行实时预警，自动反馈到质量监控部门，使原来终末质量管理转为环节质量控制，从而达到减少与控制并发症的发生的目的，为患者留置和使用静脉导管安全提供了保证。

3. 将移动通信技术引入医院信息化建设之中

系统对留置静脉导管的患者使用自动发送相关健康教育信息及按时返院维护提醒，从而提高患者对留置静脉导管认知程度和导管管理依从性，增强患者自我护理能力，保证导管的有效留置，减少并发症的发生，减轻患者的经济负担，提高护理质量。

（李丽香　余红春　范育英）

第六节　质量管理工具在静脉治疗管理中的应用

在医疗质量管理工具中，质量控制（quality control，QC）是一个可在短期内见效、易持续开展并且有效改善部门业绩、提高患者满意度、提升医疗品质的质量改善活动。目前"品管圈"已不断融入医院细节管理中，在护理领域方面 QC 发展对提高护理质量更是效果显著。静脉治疗护理发展日新月异，世界各地都在不断研究与更新静脉治疗相关标准与技术。QC 小组活动可以帮助医务人员以简单有效的模式迅速提升临床静脉治疗护理质量，保障患者安全。

一、质量控制的定义

质量控制小组也称为"品管圈"（quality control circle，QCC）。QC 在 ISO9001 中的定义如下：为达到品质要求所采取的作业技术和活动小组。为实现质量管理的目标需要借助质量管理工具，常用的质量管理工具有层别法、柏拉图、鱼骨图、查检表、直方图、控制图和散布图，称为 QC "七种工具"。QC 小组，于 1962 年由日本石川馨博士首创，并风靡于日本企业中；中国台湾和香港都将其称为"品管圈"。品管圈由相同、相近或互补之工作场所的人员自动自发形成小组，通过全体合作、集思广益，按照一定的活动程序，来解决工作现场、管理、文化等方面所发生的问题及课题，从而达到改善工作品质、提高工作效率的目的。在工厂、企业里面推动品管圈，可把科学管理与人性管

理结合在一起，更易实现经营目标。

二、"品管圈"在静脉治疗护理质量管理中的应用

以提高静脉化疗药物中心静脉给药率为例，阐述"品管圈"十大步骤的实施过程。

提高静脉化疗药物中心静脉给药率

［此案例曾获第二届全国医院质量管理（QC）小组成果发表一等奖］

2024年，中国癌症报告显示，目前国内癌症发病率呈上升趋势。癌症患者的治疗过程漫长而痛苦。静脉化疗是癌症常见的治疗手段，INS指南和国内卫生行业标准均推荐静脉化疗的给药途径首选中心静脉。而给药途径选择不当会给患者带来伤害，如经外周浅静脉给药易造成化疗药物外渗、静脉炎等。某院2016年静脉化疗中心静脉给药率为53.9%，为确保患者静脉化疗的安全用药，QC小组——静护圈应运而生，目的是提高该院静脉化疗药物中心静脉给药率，更好地保障化疗患者用药安全。

（一）主题选定

品管圈活动能否成功展开，关键在于品管活动的最终成果是否与预期相同，因此选定合适的活动主题非常重要。主题选定的步骤包括：寻找问题点、查找问题点的相关因素、借助文献或标准找出差距，对衡量指标进行具体的定义说明，最后决定主题。选定主题的理由需要强调主题对于本圈、科室、患者及医院的作用，同时把资料量化，突出选题的重要性。

（1）选题过程：全体圈员依据评价法进行主题评价，共有9人参与选题过程，分别以1分、3分、5分进行评分，5分最高，3分普通，1分最低，排名第一者为本次活动主题，详见表4-9、表4-10。

表4-9 主题选定评分

主题评价题目	上级政策	可行性	迫切性	圈能力	总分	顺序	选定
提高静脉化疗药物中心静脉给药率	43	33	33	29	138	1	√
提高危重患者开立护嘱的及时性	27	35	19	25	106	2	
提高住院患者预约检查的成功率	29	33	17	19	98	3	
提高住院患者护理风险动态评估及时率	17	21	29	25	92	4	

表4-10 评价说明

分数	上级政策	可行性	迫切性	圈能力
1	次相关	不科学	半年后再说	需多个部门配合

续表 4-10

分数	上级政策	可行性	迫切性	圈能力
3	相关	较可行	下次解决	需一个部门配合
5	极相关	可行	尽快解决	自行能解决

根据上述评分,选出本期活动主题:提高静脉化疗药物中心静脉给药率。

(2) 选题理由。

A. 对患者。保证静脉用药安全,减少化疗相关的并发症和不良反应,改善患者生活质量。

B. 对同仁。提高专科护理质量,提升静脉治疗专科护士技能。

C. 对院方。提高癌症化疗患者满意度,进一步提升医院知名度,带来经济效益及社会效益。

(二) 活动计划拟定

主题选定后就开始拟定活动计划,预估整个活动所需要的时间,规划进度,小组成员按照规划执行操作。活动计划书一般用甘特图来展示,作为计划与实际进度的时序图,其目的在于安排进度。活动计划运用甘特图可以让整个进度更完善,详见图 4-2。

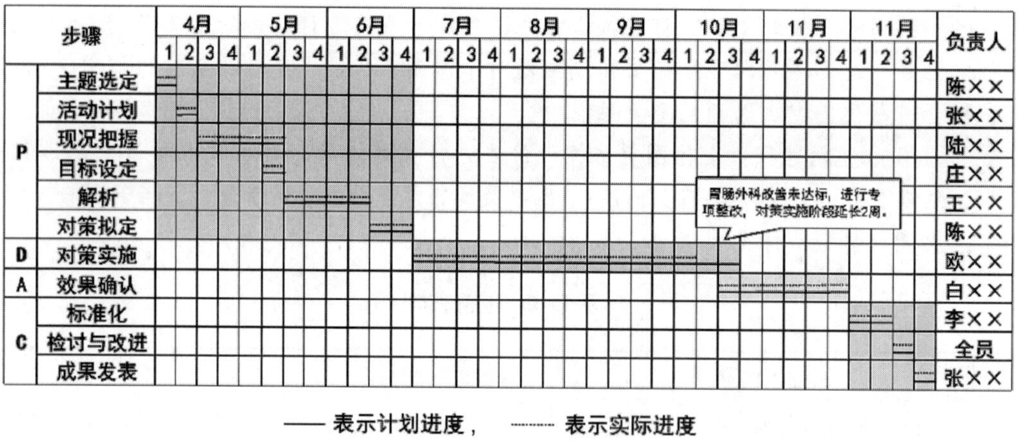

图 4-2 活动计划甘特图

(三) 现状把握

在提出问题时,应先了解实际情况,做好现状把握和分析工作,可大幅度提升"品管圈"活动的成功率。在此步骤中会用到流程图、层别法、查检表、柏拉图等工具。绘制流程图,梳理所关注的主题的操作流程,找出其中容易出错的环节,甚至整体改善原有的流程。

为了明确课题解决关键点,对入院患者完成正确的静脉化疗流程图分析,发现关键在于护士评估最佳给药途径的能力、健康教育的落实、中心静脉导管的延续护理3个环节，将其在流程图中用虚线框出，作为本期活动改善的重点部分，详见图4-3。

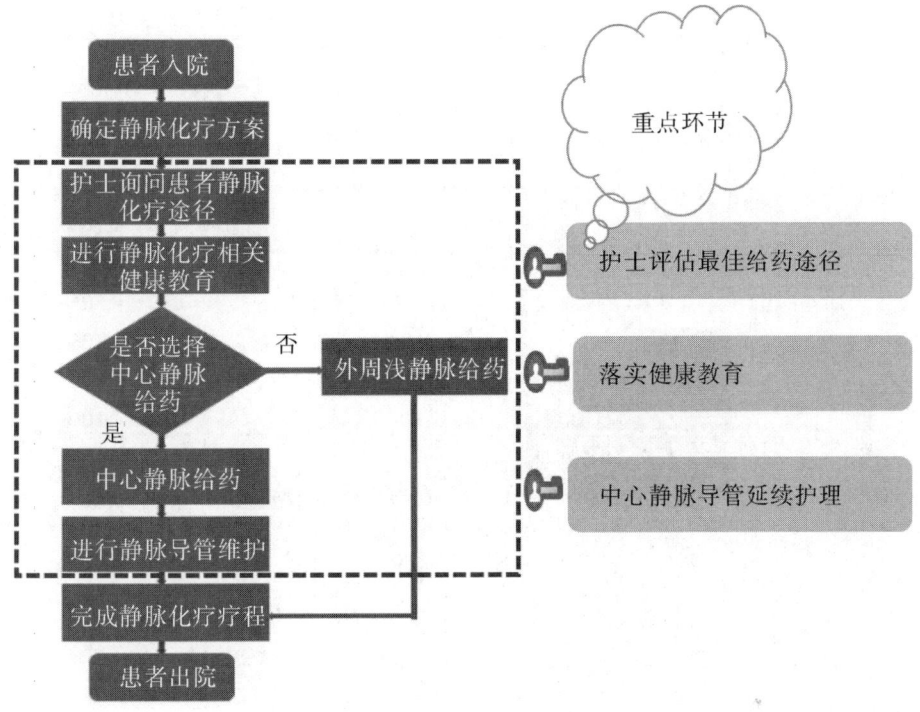

图4-3 患者入院正确完成静脉化疗流程

(1) 数据收集结果分析（4W1H）。

A. When（查检时间）。2017年4月15日—5月14日。

B. Where（查检地点）。肿瘤科、胃肠外科、胸心外科、妇科、血液科。

C. What（查检内容）。静脉化疗不选择中心静脉导管给药原因现状查检表。

D. Who（查检对象）。中心静脉给药的患者、家属及管床医生、护士。

E. How（查检方式）。现场查检（访谈法和观察法）。

(2) 结果。将静脉化疗不选择中心静脉导管给药原因的项目数据进行汇总，详见表4-11和图4-4。

表4-11 静脉化疗不选择中心静脉导管给药原因汇总

未留置中心静脉导管原因	发生例数	占比	累计占比
医护不选择中心静脉给药	168	43.23%	43.23%
患者/家属拒绝置管	143	36.98%	80.21%
化疗相关知识培训少	45	11.72%	91.93%
管道维护麻烦	15	3.90%	95.83%

续表4-11

未留置中心静脉导管原因	发生例数	占比	累计占比
单次化疗药物静脉输注时间短	14	3.65%	99.48%
其他	2	0.52%	100.00%

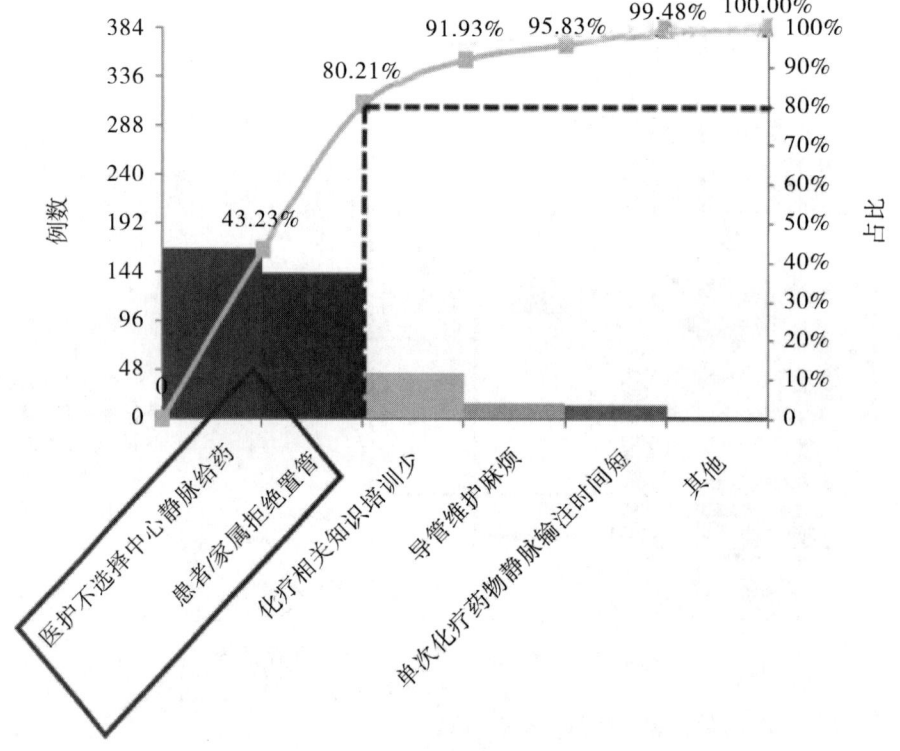

图4-4 改善前柏拉图

(3) 结论。由改善前柏拉图可以看出,医护不选择中心静脉给药、患者/家属拒绝置管、化疗相关知识培训少、管道维护麻烦、单次化疗药物静脉输注时间短及其他项,均是静脉化疗药物中心静脉给药率低的原因。根据"二八法则",决定将医护不选择中心静脉给药、患者/家属拒绝置管所占的80.21%作为本期活动的改善重点。

(四) 目标设定

确立主题后,必须制订活动目标,根据医院或部门方针及计划,考量品管圈目前的水准,由全院自主设立目标值,探讨目标达成的可能性,是否力所能及,是否有共同的方向,是否能在活动期限内完成。目标尽可能数据化、具体明确化,考虑活动结束后是否能评价、能够被肯定,不能收集数据时,以文字来叙述达成的目标。目标值与改善项目的多少及活动效益密切相关,因此,要特别重视目标设定的方法。

通常从两方面设定目标,即有形目标和无形目标。有形目标是以实质的指标或转化为经济效益的形式来表现的目标,可利用改进前后的比较来确认是否达到目标值。无形目标指很难用具体指标表现的目标,通常以雷达图来观察达成的状况,一般不设定目标值,但须设定无形成果所欲达到的向度,如解决问题的能力、团队凝聚力等。

目标设定应依据医院的方针、计划并结合"品管圈"成员的能力,由全体圈员共同制订。可参考文献记载或医疗制度为目标,也可以由团队公示后,设定更高目标。以公式计算"品管圈"目标值,依主题以提高(增加)或降低(减少)衡量指标,分表使用不同的计算公式。

目标值:至 2017 年 12 月,将静脉化疗药物中心静脉给药率从改善前的 54.90% 提高至 88.40%(图 4-5)。

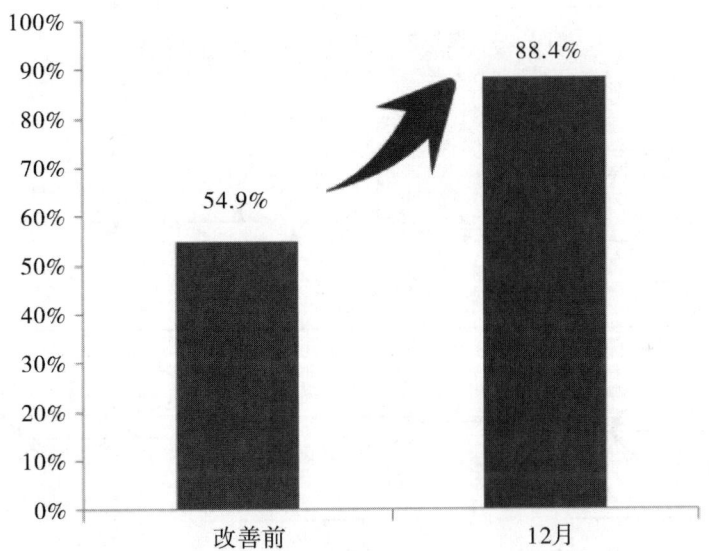

图 4-5 静脉治疗化疗药物中心静脉给药率目标

设定理由:目标值 = 现况值 + (1 - 现况值) × 改善重点 × 圈能力 = 54.9% + (1 - 54.9%) × 80.21% × 92.7% = 88.4%。

(五)原因解析

依照"二八法则"找出改善重点,再进行解析,一步步反复思考,列举出问题出现的所有可能原因。根据现状调查结果,通过头脑风暴找出问题的原因,可利用鱼骨图、系统图、关联图等质量改进方法作为协助,系统性地进行讨论。由柏拉图可得出,静脉化疗药物中心静脉给药率低的问题,其改善重点在于医护不选择中心静脉给药、患者/家属拒绝置管这 2 个问题,故须对这 2 个问题进行解析。

(1)原因分析。将问题出现的所有可能原因列出来,包括不同层面的大、中、小原因等。

(2)寻找要因及真因。在 2017 年 5—6 月,我们对要因进行真因验证,最终得出4个真因（图4-6、图4-7）。

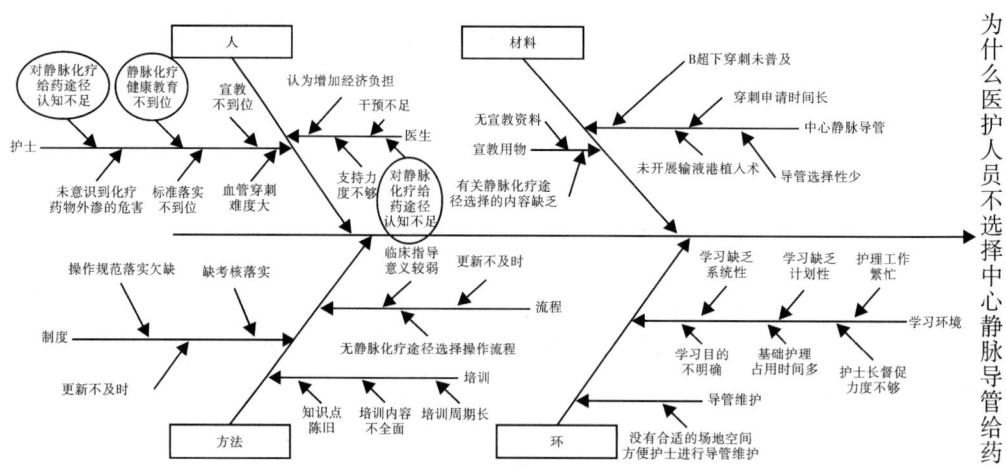

图4-6 医护不选择中心静脉给药鱼骨图

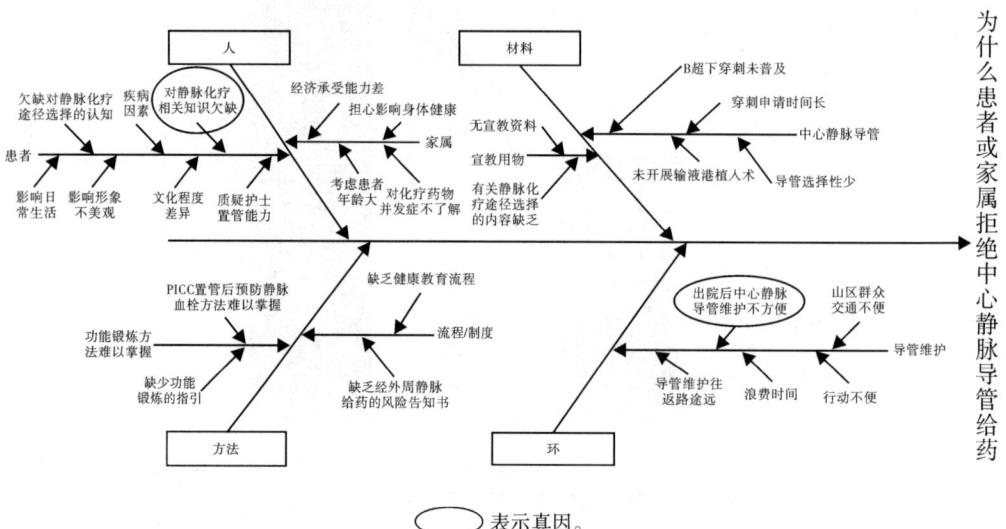

○表示真因。

图4-7 患者及家属不选择中心静脉给药鱼骨图

（3）解析真因。①医护人员对静脉化疗给药途径认知不足；②静脉化疗相关知识健康教育不到位；③出院后中心静脉导管维护不方便；④患者对静脉化疗相关知识欠缺。

（六）对策拟定

从治本的角度出发，活用创造思维及原则提出与管理不相矛盾、安全可靠、经济效益大的永久性而非临时性的对策。根据"品管圈"选出来的"要因或真因"，制订系统性、针对性的措施、计划和方法的对策拟定表，其内容包括问题点、真因、解决对策、评价（可行性、经济性、圈能力）、总分、判定实施、负责人和对策编号等项目，可根据实际情况进行增减或替换，尽量保持项目内容的明确性及措施的可操作性。对于每一个评价项目,全体圈员从依可行性、经济性、圈能力等方面进行对策选定。

评价方式:优5分,可行3分,差1分,圈员共9人,总分135分。根据"二八法则",108分以上为可行对策,共圈出6项对策,详见表4-12。再将上述对策进行归纳,共整合出3个对策群组,详见表4-13。

表4-12 对策拟定

存在问题	真因	解决对策	评价			总分	判定实施	负责人	对策编号
			可行性	经济性	圈能力				
医护不选择中心静脉给药	医护人员对静脉化疗给药途径认知不足	普及最新静脉化疗最新标准,落实考核	33	43	43	119	√	李××	对策一
		各科室定期进行静脉治疗知识考核	19	29	29	77			
		定期开展静脉治疗知识讲座	19	29	29	77			
	静脉化疗相关知识健康教育不到位	进行静脉治疗相关培训与考核	37	39	37	113	√	王××	对策二
		完善宣教流程,注重患者信息反馈	33	43	37	113	√	陈××	对策三
		增加宣教材料	33	43	39	115	√	张××	对策四
		加强质控宣教效果,与绩效挂钩	19	21	19	59			

续表 4-12

存在问题	真因	解决对策	评价			总分	判定实施	负责人	对策编号
			可行性	经济性	圈能力				
患者及家属拒绝中心静脉给药	出院后中心静脉导管维护不方便	成立地区静脉治疗专委会，建立静脉导管维护网	37	39	37	113	√	王××	对策五
		静脉导管门诊增加出诊时间	19	21	19	59			
		延续护理，上门进行导管维护	19	21	17	57			
	患者对静脉化疗相关知识欠缺	完善宣教流程，注重患者信息反馈	37	39	37	113	√	陈××	对策三
		增加静脉化疗宣教手册，方便患者学习	37	39	37	113	√	陆××	对策六
		做好化疗药物的知识宣教	19	21	17	57			

表 4-13 6 个对策汇总为 3 个对策群组

对策		对策群组
对策一	普及静脉化疗最新标准，落实考核	对策群组一：普及静脉化疗国家标准，落实考核
对策二	进行静脉治疗相关知识培训与考核	
对策三	完善宣教流程，注重患者信息反馈	对策群组二：加强宣教，注重患者信息反馈
对策四	增加宣教材料	
对策五	成立地区静脉治疗专委会，建立静脉导管维护网	对策群组三：成立地区静脉治疗专委会，建立静脉导管维护网
对策六	增加静脉化疗宣教手册，方便患者学习	

（七）对策实施与探讨

（1）对策实施。全体圈员必须掌握实施计划，如果确定对策无效，须重新拟定对策，再实施再确认。如果在预定计划时间内无法完成，应考虑修改方案和完成时间。在实施过程中，应详细记录对策实施过程与结果，可利用查检表来记录。

（2）对策检讨。各项改进结果应以数据的方式呈现，若效果不佳，必须进行检讨,对于找出的问题可视实际情况重复进行解析步骤,重新提出对策并实施,务求达到预期成效。具体详见表4-14至表4-16,图4-8至图4-10。

表4-14 对策群组一

对策一	对策名称	普及静脉化疗国家标准,落实考核
	要因	医护人员对静脉化疗给药途径认知不足
	问题点	医护不选择中心静脉给药

改善前: (1) 仅有58.4%的医护人员知道化疗药物首选中心静脉给药。 (2) 除肿瘤科医生外,胃肠外科等医生对化疗药物给药首选途径了解少。 对策内容: (1) 普及静脉治疗知识:由专科护士对以上科室医护人员进行静脉治疗最新标准的培训。 (2) 加大培训考核:提高医护人员对静脉化疗最佳给药途径知晓率	对策实施: 负责人:李××、陈××。 实施时间:2017年7月1—16日。 实施地点:护理部、临床科室。 (1) 专科护士向各科室医护人员传达2016版INS指南及国内卫生行业标准《静脉治疗护理技术操作规范》:明确静脉化疗最佳给药途径为中心静脉导管。 (2) 2017年7月15日完成静脉治疗知识的考核:医护人员对静脉化疗最佳给药途径知晓率达100%
对策处置: (1) 修订《静脉输液工具选择指引》。 (2) 修订《病区静脉安全用药管理制度》。 (3) 修订"静脉治疗护理正确执行率监测表"	效果确认: (1) 医护人员对静脉化疗最佳给药途径知晓率达100%(图4-8A)。 (2) 中心静脉导管给药率从54.9%上升至74.1%(图4-8B)。 (3) 静脉化疗护理正确执行率上升到91.7%(图4-8C)

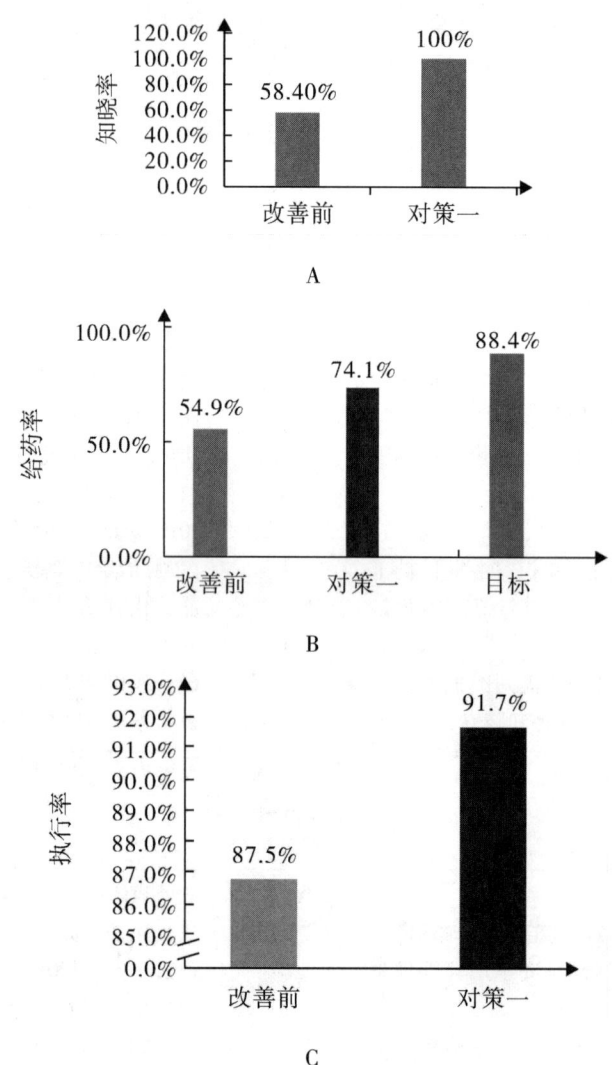

A：医护人员对静脉治疗最佳给药途径知晓率；B：中心静脉导管给药率；C：静脉治疗护理正确执行率。

图4-8 对策群组一对策效果确认

表 4-15 对策群组二

对策一	对策名称	加强宣教，注重患者信息反馈
	要因	静脉化疗相关知识健康教育不到位，患者对静脉化疗相关知识不了解
	问题点	医护不选择中心静脉给药、患者/家属拒绝中心静脉给药

改善前： （1）宣教材料单一。 （2）护士对患者静脉治疗相关健康教育需求评估欠缺。 对策内容： （1）完善静脉化疗操作流程，丰富宣教材料。 （2）医护协同宣教，注重患者信息反馈	对策实施： 负责人：张××、陈××。 实施时间：7月16日至9月15日。 实施地点：护理部、临床科室。 1. 丰富宣教材料、医护协同宣教 （1）新增 PICC、输液港宣教手册。 （2）基于循证拍摄"PICC 手臂操"健康教育视频。 （3）完善静脉化疗操作流程，注重给药途径的评估、宣教与选择。 2. 注重患者信息反馈 （1）拒绝中心静脉给药的患者，签署拒绝中心静脉置管告知书。 （2）效果评价追踪：出院前，"患者对化疗护理的满意度"；出院后，"手臂操运动日记"追踪宣教效果是否落实到位
	P D A C
对策处置： （1）修订《静脉化疗药物使用流程》。 （2）修订《PICC 置管后知识健康教育》	对策效果确认： （1）患者对静脉化疗护理满意度上升至 93.4%（图 4-9A）。 （2）静脉化疗护理正确执行率上升至 92.3%（图 4-9B）。 （3）静脉化疗中心静脉给药率上升至 76.5%（图 4-9C）。 （4）《手臂操降低癌症患者 PICC 置管患侧静脉血栓发生率》循证护理项目获台湾实证比赛"潜力奖"

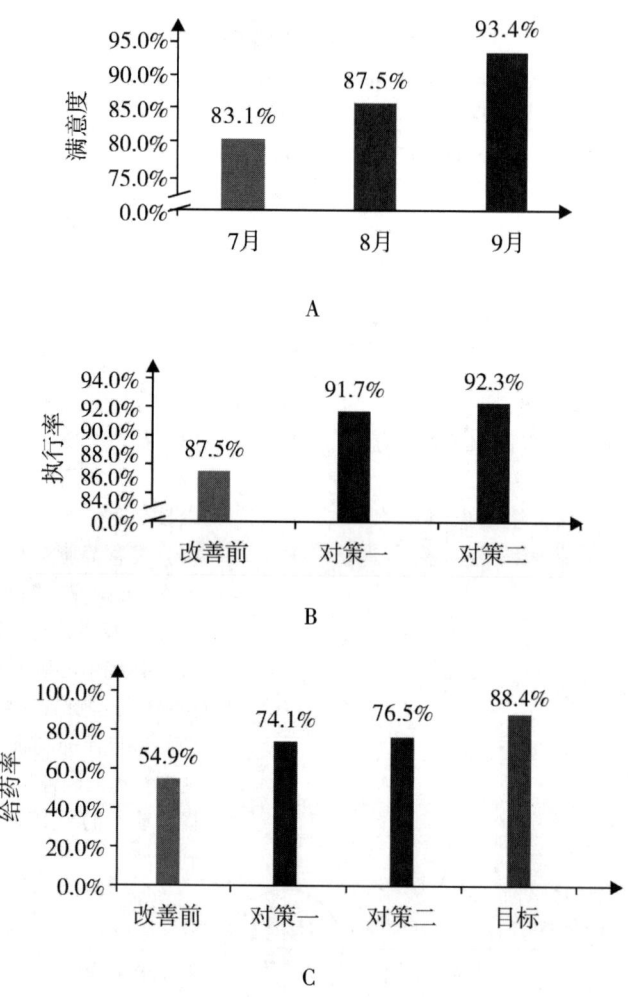

A：患者对静脉治疗护理满意度；B：静脉治疗护理正确执行率；C：静脉治疗中心静脉给药率。

图4-9 对策群组二对策效果确认

表4-16 对策群组三

对策一	对策名称	成立地区静脉治疗委员会，建立静脉导管维护网
	要因	出院后中心静脉导管维护不方便
	问题点	患者/家属拒绝中心静脉给药

改善前： (1) 清远为粤北地区。部分山区患者置管后来回维护路途遥远，耗费时间与精力。 (2) 基层医院没有维护网点，有维护资格的护士不多。 对策内容： (1) 成立地区静脉治疗专委会，组建区域导管穿刺及维护核心团队。 (2) 建立静脉导管维护网，方便患者维护	对策实施： 负责人：王××、李××。 实施时间：8月1日至9月30日。 实施地点：护理部、静脉导管门诊、影像科。 (1) "拉进来、走下去"：办理培训班（230人次）、开工作坊，培养基层静脉治疗人才。 (2) 导管维护同质化：我院对清远地区静脉治疗人才统一考核，发放维护证。 (3) 基层医院导管维护：协助基层医院开展静脉导管门诊。 (4) 提高自身水平，带动区域静脉治疗水平发展：开展B超引导下PICC置管，ECG辅助下PICC定位置管
	P D A C
对策处置： (1) 修订《静脉导管门诊工作制度》。 (2) 新增《超声引导下三向瓣式PICC置管护理常规》。 (3) 修订《静脉导管门诊工作职责》	效果确认： (1) 患者对静脉化疗护理满意度上升至95.4%（图4-10A）。 (2) 静脉化疗护理正确执行率上升至95%（图4-10B）。 (3) 静脉化疗中心静脉给药率上升至85.2%（图4-10C）。 (4) 院内导管穿刺及维护团队人数增加，院外13家医院静脉导管维护网点，培养基层167名取得导管维护证护士（图4-10D）

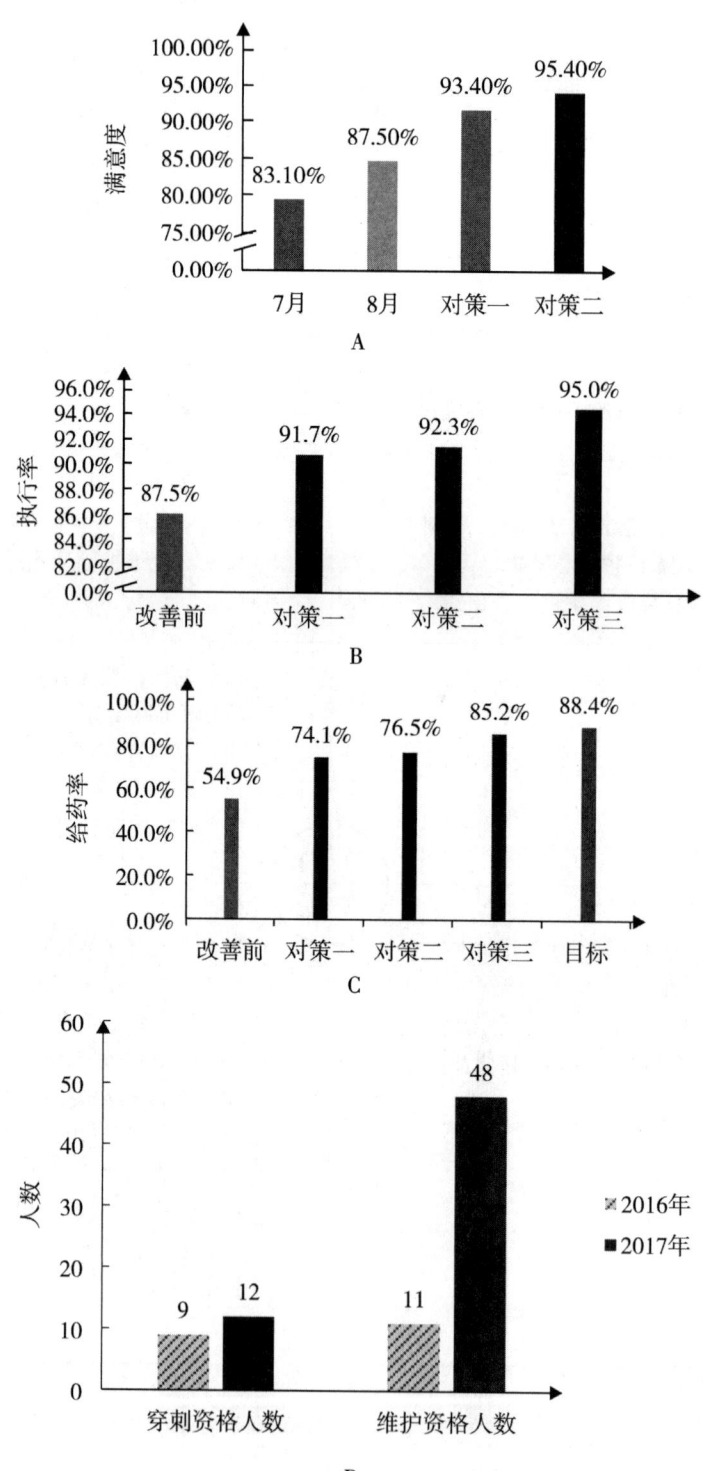

A：患者对静脉治疗护理满意度；B：静脉治疗护理正确执行率；C：静脉治疗中心静脉给药率；D：院内导管穿刺及维护团队人数。

图4-10 对策群组三对策效果确认

对策已落实，目标仍未达成（2017年10月全院中心静脉给药率为84.0%）。我们对实施的各临床科室数据进行分析，发现胃肠外科给药率虽逐步呈上升趋势，但持续不达标。于是，我们对胃肠外科的工作流程进行了现场检查，我们发现问题在于医护共同干预这个环节，医生支持力度不大。胃肠外科医生学历高（博士4人，占比33%；硕士8人，占比67%），认为可经留置针静滴奥沙利铂，未意识到经中心静脉给药可减轻化疗药物的神经毒性症状。因此，我们制订对策群组四：辅导员牵头对胃肠外科展开基于证据的专项培训。（表4-17、图4-11）

表4-17 对策群组四

对策一	对策名称	辅导员牵头对胃肠外科展开基于证据的专项培训
	要因	医生未意识到经中心静脉给药可减轻奥沙利铂的外周神经毒性症状
	问题点	医护不选择中心静脉给药

改善前： (1) 胃肠外科部分患者静滴奥沙利铂后出现手足麻木等神经毒性症状。 (2) 医生对化疗药物给药途径干预较少，未与护士协同宣教。 对策内容： (1) 静脉治疗循证小组查找文献证据。 (2) 专科护士与医生共同交流最有利于患者的给药途径，获得支持	对策实施： 负责人：王××、李××。 实施时间：2017年10月1—15日。 实施地点：胃肠外科。 (1) 文献检索过程：以奥沙利铂、中心静脉导管、外周留置针为主题词和关键词。 (2) 结论：奥沙利铂通过中心静脉导管给药（与外周留置针对比），可有效减少外周神经毒性反应。 (3) 专项培训：结合静脉治疗最新标准、相关文献及患者需求，与医生深入探讨。 (4) 提高自身水平，带动区域静脉治疗水平发展：开展B超引导下PICC置管，ECG辅助下PICC定位置管
对策处置： 修订《输液工具选择指引》	效果确认： (1) 医生支持护士工作，患者对静脉化疗护理满意度上升至96.2%（图4-11A）。 (2) 胃肠外科静脉化疗中心静脉给药率上升至90.7%（图4-11B）

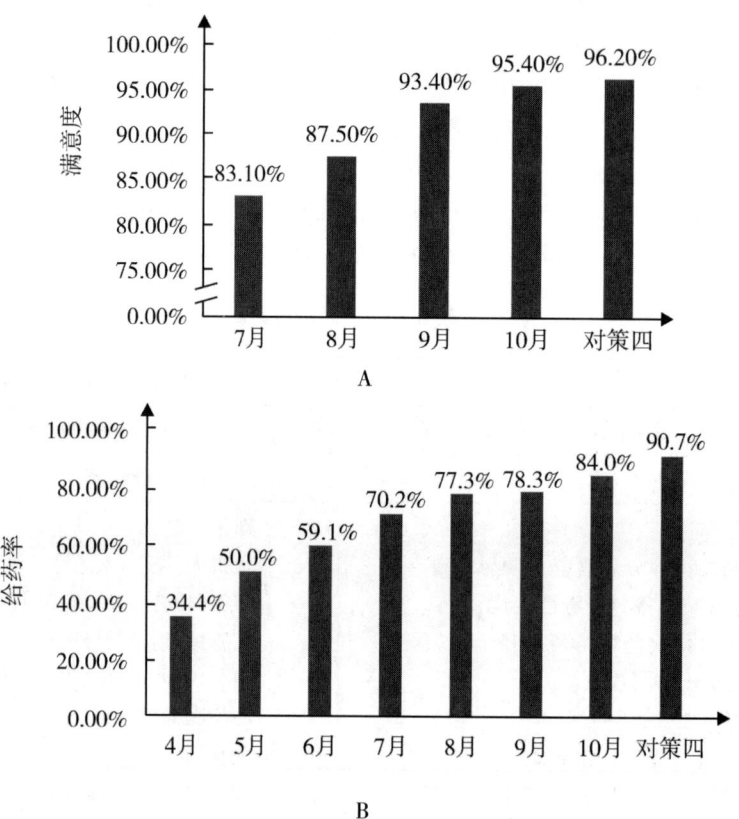

A：患者对静脉治疗护理满意度；B：胃肠外科静脉治疗中心静脉给药率。

图4-11 对策群组四对策效果确认

（八）效果确认

在实施效果确认时，把实施结果与改善目标加以比较，注意衍生的效果，尤其对负效果应采取因应措施。列举出直接的、定量的、经过确认的效果（经济效益）；列举出间接的、衍生的或无形的效果（雷达图或条列式）。

（1）有形成果。有形成果呈现数值是客观量化的、改善前后的比较，应以图形的方式加以说明。改善前数据是指现状把握后到对策实施前的数据；改善中数据是指对策开始实施后的数据；改善后是指所有对策执行实施过1遍。效果确认的数据可用条形图或趋势图来呈现时间跟改善数据变化之间的关系。图4-12为2017年静脉治疗化疗药物中心静脉给药改善前、中、后数据。总目标达标，改善科室均达标。详见表4-18。

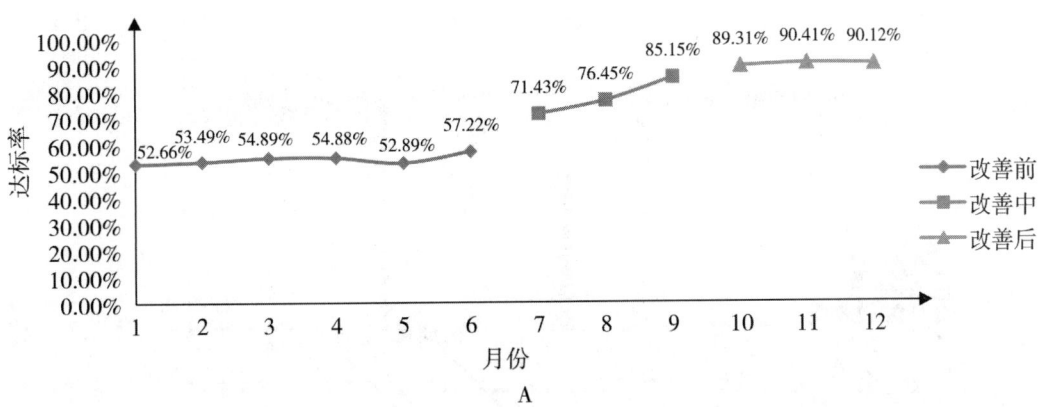
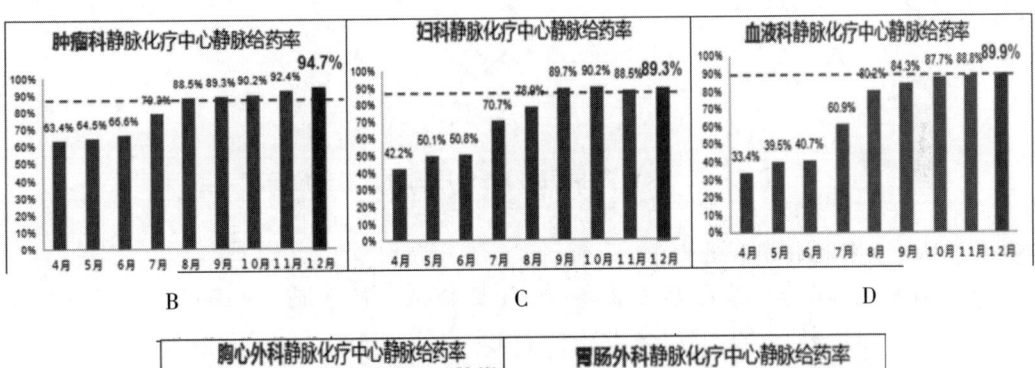
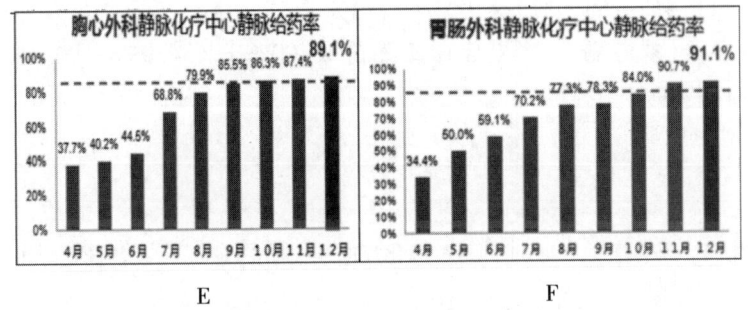

图4-12　2017年静脉治疗化疗药物中心静脉给药改善前、中、后数据

表4-18　静脉化疗未留置中心静脉导管给药原因汇总

未留置中心静脉导管原因	发生例数	占比	累计占比
导管维护麻烦	24	58.33%	58.33%
单次化疗药物静脉输注时间短	7	16.67%	75.00%
化疗相关知识培训少	3	8.33%	83.34%
患者/家属拒绝置管	3	8.33%	91.66%
其他	0	0.54%	100.00%

由改善前后柏拉图的比较可知，造成静脉化疗药物中心静脉给药率低的问题点

发生率皆有所下降,显示本期"品管圈"改善成效良好(图4-13至图4-17)。

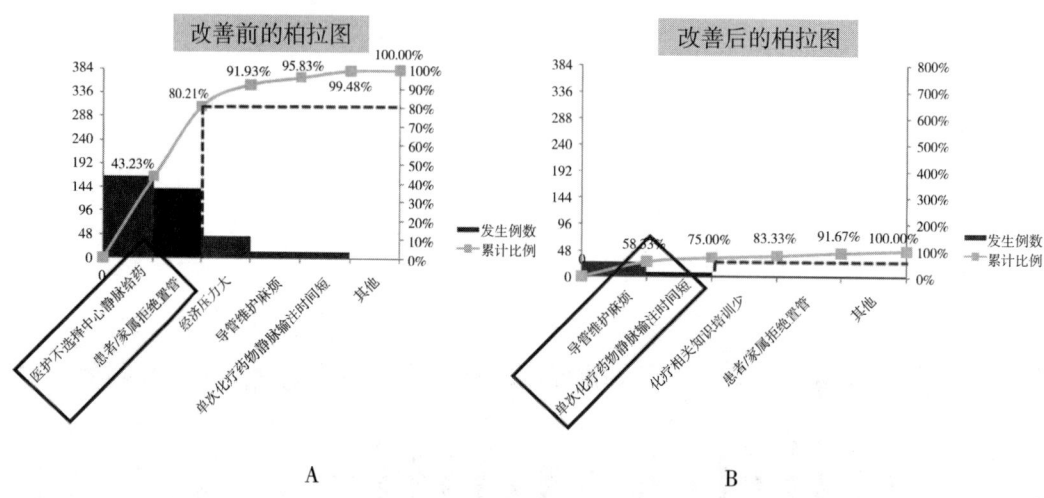

图4-13 未留置中心静脉导管原因改善后柏拉图

A. 目标达标率和进步率。

目标达标率=(改善后-改善前)/(目标值-改善前)×100%=(90.1%-54.9%)/(88.4%-54.9%)×100%=172%。

进步率=(改善前-改善后)/改善前×100%=(54.9%-90.1%)/54.9%×100%=61.0%。

B. 附加效益。

附加效益如图4-14所示。

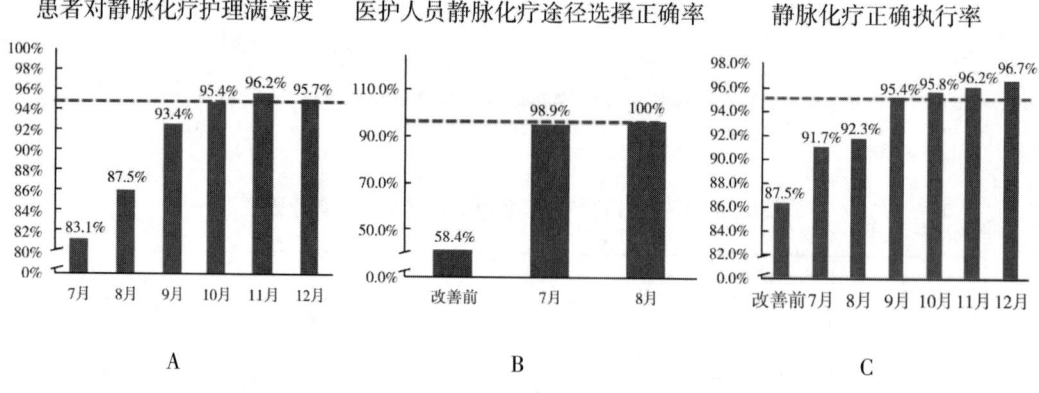

图4-14 附加效益

表4-19 2016年、2017年静脉化疗的护理质量敏感指标同期对比

组别	n	输液外渗/例	静脉炎/例	投诉事件/件	中心静脉给药/人次
活动前	1 187	7	2	4	654
活动后	1 308	0	1	0	1 097
χ^2		3.65	0.007	2.56	246.15
P		<0.05	>0.05	>0.05	<0.05

由表4-19可得出，在开展品管圈活动后，服务类与安全类指标均达到预期目标；静脉化疗的护理质量敏感指标中的输液外渗发生例数下降，中心静脉给药率上升，两者活动前后比较有统计学差异。

C. 推广应用。

鉴于此次改善方案成效良好，我们开始将成果逐步推广，致力于地区静脉导管维护网的建设，加入维护网点的医院从13家增加至23家。

（2）无形成果。因为无法客观地量化无形成果，需要用圈员自身参与活动前后的观感加以衡量，其衡量度已于目标设定阶段设定完毕，所以整个活动过程应按照无形成果所设定的向度进行设计。在活动开始就进行评分，在活动结束后再次以相同方法评分，汇总后进行比较，并绘制雷达图（表4-20、图4-15）。

表4-20 改善前后无形成果比较

项 目	改善前		改善后		活动成长率	正/负向
	总分	平均	总分	平均		
QCC手法运用	20	2.9	48	6.9	140.00%	↑
团队精神	32	4.6	65	9.3	103.13%	↑
专业知识	48	6.9	56	8.0	16.67%	↑
沟通协调	40	5.7	56	8.0	40.00%	↑
活动信心	38	5.4	51	7.3	34.21%	↑
责任荣誉	47	6.7	57	8.1	21.28%	↑

由圈员9人评分，每项每人最高10分，最低1分，总分90分。

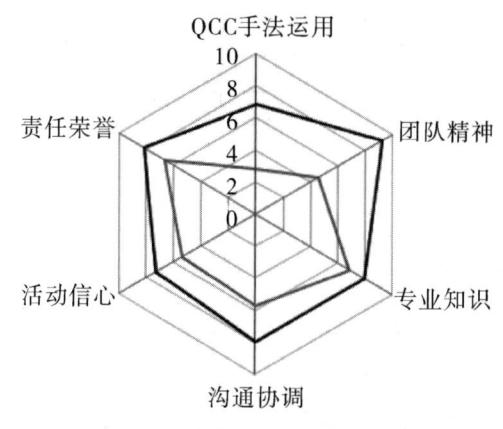

图 4-15 改善前后无形成果比较

从图 4-15 可知,在开展品管圈活动之前,QCC 手法运用此项得分最低,圈员们对 QCC 手法运用的知识最为缺乏,开展这一期活动后,大家提高得最明显的是 QCC 手法运用,活动成长率达 140.00%。同时,团队精神提高,排到了第二位,说明开展"品管圈"活动能让圈员们得到健康成长,团队荣誉感增强。

科研成果

发表论文 2 篇:①《运动日记在 PICC 置管患者手臂操锻炼中的应用》;②《上肢运动预防 PICC 置管患者静脉血栓的 Meta 分析》。科研立项 1 项:市科技局立项项目《非药物干预措施预防 PICC 置管患者静脉血栓的效果观察》。

(九) 标准化

在对策实施与检讨中,把有效的对策形成规定、制度、流程或标准作业程序的过程。

(1) 订 6 项制度,新增 1 项制度,修订 1 项监测表。修订《静脉输液工具选择指引》(HL-B2-313)、《静脉输液技术操作规范》(HL-B2-624)、《化疗药物使用流程》(HL-B2-336)、《PICC 置管后知识健康教育》(HL-B2-356)、《静脉导管门诊制度》(HL-B2-314)、《病区静脉安全用药管理制度》(HL-B1-042),新增《超声引导下三向瓣膜式 PICC 置管护理常规》(HL-B2-322),修订静脉治疗护理正确执行率监测表。

(2) 流程再造如图 4-16 所示。

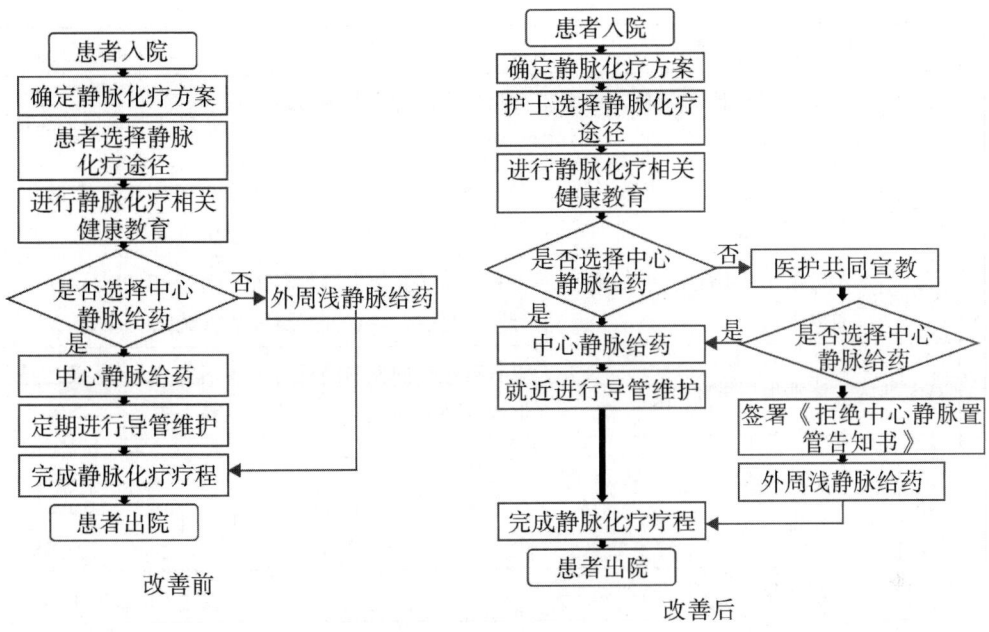

图 4-16 流程再造

（十）检讨与改进

（1）讨论成果，"品管圈"结束后，须以"品管圈"十大步骤为基础，讨论活动过程中进行到每个步骤时所发现的优、缺点，将各步骤的优、缺点逐一列出，并针对缺点明确今后的努力方向。

（2）整理成果报告书，通过整理活动报告书，提升圈员的实力和信心，成为其他质量改善活动的参考依据（表4-21）。

表 4-21 成果报告书

活动项目	优点	不足	持续改进方向
主题选定	充分结合实际情况，把握重点	缺乏对中心静脉导管维护质量的监控	推进中心静脉导管维护的落实
活动计划	根据课题实际需要，延长方案实施阶段比例	实施阶段比原定计划延长	进一步评估各阶段运行时间
现状调查	实事求是，能从自身找问题，利用开放性问卷调查中心静脉给药的实际情况	未核实医护、患者/家属填写原因的真实性和准确性	充分结合实际工作情况，制定调查问卷
目标设定	目标符合圈实际情况，目标值适中	未对目标进行可行性分析	充分结合实际情况，向更高目标迈进

续表 4-21

活动项目	优点	不足	持续改进方向
原因分析	能运用鱼骨图分析，且细致全面	分析鱼骨图的小要因可以进一步深入	加强头脑风暴的运用
对策拟定	通过头脑风暴，集思广益，针对性强	对可操作性考虑较多，创新体现不充足	提倡创新，突破原有的框架
对策实施	对策基于循证，能做到科学决策	对策具体实施使胃肠外科进行专项整改，导致方案延后	可运用 PDCA 方法做实施路线计划
效果确认	达到预期目标	患者对化疗护理的满意度未形成成熟问卷	巩固现行成果，并保持下去
标准化	实用性强，使工作更规范化	标准化文件在实际工作中还存在着不足，对细节的描述不够全面	完善标准化流程和文件
检讨与改进	总结优缺点，并确定今后持续改进的方向	PICC 维护网点不足	构建 PICC 维护网，提高区域协同护理质量
圈会运作情况	气氛和谐，全员出勤率高，集思广益	团队活动形式不够丰富	丰富活动形式，进一步提高全员解决问题能力

（十一）确定下期活动主题

（1）选题过程。依据评价法进行主题评价，共有9人参与选题过程，分别以1分、3分、5分进行评分，5分最高，3分普通，1分最低，排名第一者为本次活动主题，详见表4-22、表4-23。

表4-22 主题选定评分表

主题评价题目	上级政策	可行性	迫切性	圈能力	总分	顺序	选定
运用 PDA 提高患者身份识别正确执行率	29	33	17	19	23.7	3	
围术期患者标准化健康教育模式的构建	17	21	29	25	23.4	4	√
提高 PDA 在住院患者给药过程中的规范扫码率	27	35	19	25	25.7	2	
静脉导管维护网区域协同护理质量的构建	43	33	33	39	37	1	

表 4-23 主题选定评分表

分数	上级政策	可行性	迫切性	圈能力
1	次相关	不科学	半年后再说	需多个部门配合
3	相关	较可行	下次解决	需一个部门配合
5	极相关	可行	尽快解决	自行能解决

根据上述评分,选出下期活动主题:静脉导管维护网区域协同护理质量的构建。

(2)选题理由。①惠及周边区域患者,方便患者就近维护,初步解决满足带管出院患者对延续护理服务的需求,改善患者生活质量;②提高维护点护士操作水平,提高区域间专科护理质量,促进专科护士的发展;③加强各级医疗单位之间的交流,带动医院的专科护理发展,提升医院整体品牌形象。

(王彩芳　陈北秀　王海英)

三、循证护理在静脉治疗护理质量管理中的应用

(一)循证护理的定义

循证护理(evidence-based nursing,EBN)即遵循证据的护理,护理人员在计划其护理活动过程中,将科研结论与其临床经验及患者愿望相结合,获取证据,作为临床护理决策的依据。循证护理是引导科学、有效地开展临床护理决策的理念和方法,循证护理的核心四要素为最佳证据(the best available external evidence)、护理人员的专业判断(clinical expertise)、患者的需求和意愿(patient preferences)及应用证据的情景(context)。

(二)循证护理实践的定义

循证护理实践(evidence-based nursing practice,EBNP)应聚焦于患者的需求并提供优质照护,即在对患者实施护理过程中结合现有最佳证据及个人经验,并在最大限度上考虑患者需求。同时,他们还提出在循证护理实践中,护士常常面临跨越证据与临床之间差距的挑战。

循证护理在概念中尤其强调将证据应用于实践这一过程,循证护理和循证护理实践均强调最佳证据的使用,并重视循证决策过程中结合临床经验的价值,相比于循证实践,循证护理还侧重以下三方面:

(1)理论驱动实践(theory driven practice)。如何将证据上升为理论指导实践。

(2)患者参与(patient involvement)。体现护理专业积极促进患者权益的哲学观。

(3)过程(process)。此过程不因做出决策而停止,而将延续至应用证据和持续评

价环节。

以上分析表明，循证实践、循证护理及循证护理实践在概念和内容上既存在关联又相互区分。

（三）循证护理实践的五大关键步骤

循证护理实践主要包括证据生成、综合、传播和应用这4个阶段，具体可细化成五大关键步骤，即提出循证问题（asking）、搜寻文献（acquire）、评读并汇总护理证据（appraise）、运用证据及评价证据。下面，我们将举例说明循证护理在静脉治疗护理中的应用。

1. 提出循证问题

寻找临床实践中的问题，并将其特定化、结构化。循证护理首先需要将临床问题理清，以便于找到符合患者需求的证据，确定临床问题的种类及可能的证据形态，确定问题格式方便与其他医护人员沟通。

一个好的循证护理问题应具备以下特征：①应具有临床价值；②能通过循证得到答案；③护理措施是否有效、安全、节约成本；④护理措施具有可靠性、精确性、健康结局的决定因素、患者体验的本质等。循证护理问题具备五大要素（PICOS）：P（patient）患者；I（intervention）干预措施；C（comparison）对比措施；O（outcome）结果或结局；S（study design）计划纳入的研究类型。以2018年发表在《中华护理杂志》的《成人输液港堵塞预防与处理的证据总结》为例，港体滞留液体可形成血栓或药物晶体，导致导管堵塞，其中最常见的是输液港部分堵塞，导管的完全堵塞会引起治疗中断、导管拔除或重置。提出的循证问题：如何预防与处理成人输液港堵塞的发生？根据研究背景，确立循证主题，并形成PICOS（表4-24）。

表4-24　PICOS成人输液港堵塞预防与处理

项目	内容
P	使用输液港的成人
I	预防与处理
C	不同的输液港堵塞的预防与处理措施
O	输液港堵塞的发生率
S	指南、系统评价、证据总结、最佳实践信息册、推荐实践和专家共识

2. 搜寻文献

根据所提出的问题进行相关文献系统综述，以寻找来源于研究的外部证据。

（1）检索策略。以"中心静脉导管/输液港""堵塞"为中文关键词，"catheterization, central venous catheters, port/TIVAD""catheter occlusion/obstruction catheter-related thrombosis/thrombosis""management"为英文关键词检索英国医学会会刊（the British Medical Journal, BMJ）最佳临床实践、UpToDate、Cochrane Library、循证实践数据库（Joanna Briggs Institute, JBI）循证卫生保健国际合作中心图书馆、加拿大安大略注册护

士协会、美国指南网、PubMed、荷兰医学文摘数据库、中国知网、中国生物医学文献数据库中关于静脉输液港堵塞预防与处理的所有指南、系统评价、证据总结、最佳实践信息册、推荐实践和专家共识。检索时限为建库至2017年9月。

(2) 文献纳入和排除标准。①纳入标准：研究对象为植入静脉输液港患者，年龄大于18岁；结局指标为部分堵塞、完全堵塞；证据类型为指南、证据总结、最佳实践信息册、推荐实践、系统评价及专家共识。发表语言仅限为中英文。②排除标准：信息不全的指南、证据总结、最佳实践信息册、推荐实践和专家共识或以上证据的摘要。

3. 评读并汇总护理证据

对科研证据的有效性和推广性进行审慎评审。

(1) 文献严格评价是系统评价的必要步骤，能为临床医护人员节省宝贵时间，为卫生政策制定者提供可靠依据。文献严格评价的基本要素包括文献的内部真实性、临床重要性和适用性三方面。内部真实性是指某个研究结果接近真值的程度，即研究结果受各种偏倚的程度，包括选择偏倚、实施偏倚、测量偏倚、失访偏倚、报告偏倚等；临床重要性指研究是否具有临床价值；适用性即研究的外部真实性，指研究结果能否推广应用到研究对象以外的人群进行文献评价。首先应选定适用于该文献类型的真实性评价工具，并按照以下程序进行文献真实性评价：①由2名评价者对同一篇文献分别进行独立评价，根据文献类型选择相应的文献真实性评价工具，对照评价工具中每个条目分别做出相应的结果判定；②2名评价者一起讨论各自的评价结果，在每个项目评价结果判断出现意见分歧时，由2名评价者进行协商，不能达成共识时请第三人共同讨论；③不同文献采用不同的评价工具，其中，随机对照试验常用工具包括Cochrane风险偏倚评估工具、JBI循证卫生保健中心的评价工具等；系统评价常用评价工具包括JBI、AMSTAR；专家意见、指南、共识常用评价工具包括临床指南研究与评价系统Ⅱ（appraisal of guidelines for research and evaluation Ⅱ，AGREE Ⅱ）、JBI循证卫生保健中心对意见和共识类评估工具；④对所有高质量文献进行汇总并进行相关证据提取后进行质量验证（如随机对照试验类文献进行Meta分析，通过红绿灯和森林图检验其科学性及异质性大小等）；⑤整合证据，整合文献综整结果并进行可行性分析，从最佳证据、专家能力及患者期望三方进行分析，了解临床在人、财、物等方面是否具备条件，是否可行。

(2) 本案例证据评价标准。

A. 指南的质量评价标准。采用英国2012年更新的AGREE Ⅱ，其包括23个条目，从范围和目的、参与人员、制订的严谨性、清晰性与可读性、应用性、编辑独立6个领域对每个条目按1~7分评价（1=很不同意，7=很同意），每个领域的得分等于该部分中每一条目分数的总和，并标准化为该部分可能的最高分数的百分比，最后给予指南2个总体评价。

B. 系统评价的质量评价标准。采用牛津大学循证医学中心文献严格评鉴项目对系统评价进行真实性评价。共5个条目，对每个条目作是、否的判定。

C. 专家意见或共识的质量评价标准。采用澳大利亚JBI循证实践中心的标准进行评价，该标准共7个条目，每个条目按质量高、质量一般、质量差、不清楚、不合适进行评定。

D. 证据总结、推荐实践的质量评价标准。追溯证据的原始文献，依据文献类型选择相应的评价标准进行质量评价。本研究纳入的 2 篇证据总结来源于 1 篇指南、1 项队列研究和 3 篇专家意见。指南采用 AGREE Ⅱ，队列研究和专家意见均采用澳大利亚 JBI 循证实践中心的标准进行评价。

E. 证据质量的评价过程。所有文献均由 2 名研究人员根据文献类型相应的标准进行独立评价，若意见无法达成一致，与第三名研究者商议后，最终达成纳入或剔除文献的共识。当不同来源的证据结论冲突时，本文所遵循的纳入原则为循证证据优先，高质量证据优先，证据发表时间优先，国内指南优先。

4. 综合整理纳入文献

本研究共纳入 5 篇文献，其中 1 篇指南、2 篇证据总结、1 篇系统评价、1 篇专家共识，具体详见表 4 – 25。

表 4 – 25　证据的来源和内容

纳入文献	文献来源	文献性质	文献内容	引用文献数量
Lizarondo 等	澳大利亚循证卫生保健国际合作中心	证据总结	中心静脉导管堵塞评估、处理	12
Skade 等	澳大利亚循证卫生保健国际合作中心	证据总结	无针接头血栓性堵塞	17
Infusion Nurses Society	输液治疗实践标准	指南	静脉输液的操作标准	14
Miert 等	Cochrane Library	系统评价	中心静脉导管堵塞再通的干预措施	72
Baskin 等	PubMed	专家共识	长期留置中心静脉导管堵塞与血栓的处理	101

纳入文献的质量评价：本研究共纳入 1 篇系统评价，5 个条目评价结果均为"是"。其他纳入文献的质量评价结果详见表 4 – 26、表 4 – 27。

表 4 – 26　本研究纳入指南的方法学质量评价

纳入文献	各领域标准化的占比/%						综合评价 1 给指南总的质量评分/分	综合评价 2 我将推荐使用这个指南/分
	范围和目的	牵涉人员	指南开发的严格性	指南呈现的清晰性	指南的适用性	指南编辑的独立性		
Infusion Nurses Society	80.4	50.0	75.0	85.6	88.0	66.0	5	5.5
Bishop 等	75.0	41.7	36.9	80.6	43.8	8.3	4	4

表 4-27 本研究纳入专家意见或共识的方法学质量评价

评价指标	Baskin 等	Goossens	Baskin 等	Bolton 等
是否明确标注观点的来源	a	a	a	a
该文章的观点是否在该领域具有代表性	b	b	b	b
所提出的观点是否以研究相关的人群利益为中心	a	a	a	b
陈述的结论是否是基于分析的结果，观点表达是否具有逻辑性	a	a	a	b
是否参考了现有其他文献并准确标引	b	a	a	a
所提出的观点是否与以往文献有不一致的地方	b	b	b	b
所推荐的观点或建议是否获得同行支持	b	d	d	d
结果	3a4b	4a2b1d	3a3b1d	2a4b1d
总体评价	纳入	纳入	纳入	纳入

条目评定方式为质量高（a）、质量一般（b）、质量差（c）、不清楚（d）、不合适（e）。

5. 证据汇总

由于最终纳入文献来源于不同的机构，证据分级系统不同。本研究将统一采用 2014 版 JBI 证据预分级及证据推荐级别系统对纳入最佳证据的原始文献进行 1—5 级证据分级，采用的研究设计越严谨，证据等级越高（1 级为最高级别，5 级为最低级别）；并根据证据的可行性、适宜性、临床意义、有效性确定证据的推荐级别，即 A 级推荐（强推荐）和 B 级推荐（弱推荐）。

通过证据提取和整合。静脉输液港堵塞预防相关的证据包括 4 个方面，堵塞处理包括 3 个方面，共 7 个方面最佳证据，具体详见表 4-28。冲管的注射器规格、冲管液的容量、技巧及时机等证据来自 2016 INS 指南和 1 篇 2016 年的 JBI 证据总结的研究结论。JBI 证据总结主要基于 12 项研究，包括 1 篇低质量指南、3 篇高质量系统评价和 8 篇专家意见。虽然纳入的指南与专家意见质量不高，但与 INS 指南提取证据结果类似，故仍建议采用。

INS 指南和 JBI 证据总结均推荐至少使用 10 mL 注射器冲管。Bishop 等指南提出，注射器规格越小，产生的压力越大，一旦压力过大会引发导管破裂；2011 年的 INS 指南指出，静脉导管通路冲管液容量的多少取决于导管本身容积和连接在管道上附加装置的容积，一般为 5～10 mL。因输液港的内容量较一般导管大，故冲管液的容量至少为 10 mL。国外研究表明，黏液性物质（如血制品、肠外营养液）容易滞留在导管壁，易诱发早期导管相关性感染。建议输液港维护护士在输注黏液性及沉淀风险高的物质时使用 20 mL 0.9% 氯化钠溶液冲洗管道。研究结果表明，大部分中心静脉导管堵塞的发生与输注技术差有关，特别是冲管方式不正确或封管液选择不恰当。Guiffant 等通过比较推注每毫升冲管液时不同的间隔时间对清除导管沉淀的影响,发现推注冲管液时的间隔时间在0.4秒时清除率最高。推荐护理人员使用脉冲式技巧冲洗输液港,即10 mL,每次1 mL,分10次间隔0.4秒。冲管时机为每次输液、输注血制品、肠外营养液及高沉淀药物前后。鉴于以上结果综合评价,证据等级为5级,推荐级别为B级。

表4-28 成人输液港堵塞预防与处理最佳证据情况

证据分类	证据汇总	研究类型	证据等级	推荐级别
冲管注射器	至少为10 mL注射器	专家意见	5	B
规格	选择最小冲管液量,中心血管通路10 mL,输注成分血、肠外营养液、造影剂和其他黏稠剂需更大量冲管液	专家意见	5	B
冲管技巧	脉冲式冲管,即10 mL,每次1 mL,分10次,每次间隔0.4秒	专家意见	5	B
冲管时机	输注药液、血制品、肠外营养液前后	专家意见	5	B
	输注沉淀风险高的药物/溶液,如碱性药物(苯妥英钠、地西泮、更昔洛韦、亚胺培南)、酸性药物(万古霉素、肠外营养液)、头孢曲松和葡萄糖酸钠,2次输液之间冲管	专家意见	5	B
无针接头	推荐使用机械阀无针接头	队列研究	3	B
	使用单阀或正压无针接头可降低导管堵塞发生	队列研究	3	B
	根据无针接头的类型(即正压、负压、恒压)按正确顺序夹紧及断开注射器	专家意见	5	B
机械性堵塞	检查导管有无扭结、缝线过紧、封管夹、变换体位,是否出现夹闭综合征	专家意见	5	B
	检查输液系统(从给药装置到敷料)后,对外部机械原因进行处理(诸如导管扭曲或夹紧)	专家意见	5	B
	检查导管有无扭结、缝线过紧、封管夹未开等情况;评估无损针位置,必要时更换;变换体位;胸部X线检查有无夹闭综合征,若有则拔管	专家意见	5	B

续表 4-28

证据分类	证据汇总	研究类型	证据等级	推荐级别
药物性堵塞	经查阅患者用药史怀疑药物性沉淀后：用 0.1% 盐酸溶解酸性药物沉淀（低 pH）、用 8.4% 碳酸氢钠或 0.1 mmol/L 氢氧化钠溶解碱性药物沉淀（高 pH）；用足量的 70% 乙醇充满导管内腔溶解脂肪乳剂残留	专家意见	5	B
	使用 0.1% 盐酸溶解酸性药物或磷酸钙沉淀；使用碳酸氢钠或氢氧化钠溶解碱性药物沉淀；使用 70% 乙醇溶解脂质沉淀	专家意见	5	B
血栓性堵塞	结合医生建议后给予溶栓治疗（尿激酶、阿替普酶、瑞替普酶、普萘普酶等）	专家意见	5	B
	溶栓药物（尿激酶、阿替普酶）的应用可有效处理中心静脉的血栓性堵塞	Meta 分析	1	B
	若是纤维蛋白鞘或导管内血栓，向导管注射造影剂做 X 线检查确定后，给予导管内溶栓治疗	随机对照研究	1	B
	若是附壁血栓或静脉血栓，通过超声或静脉造影确定后，再进行抗凝治疗	队列研究	3	B

无针接头使用的证据来自 2016 年的 INS 实践指南和 JBI 于 2015 年发表的 1 篇证据总结。该证据总结的内容来自 7 篇文献，包括 4 篇低质量专家意见和 3 项队列研究。推荐使用机械性单阀或正压阀无针接头。国外研究表明，与分隔膜无针接头相比，单腔阀或正压阀无针接头发生导管完全堵塞的可能性低。关闭外接阀门与断开注射器先后顺序也会影响堵管的发生。2013 年的美国国立指南库（National Guideline Clearinghouse，NGC）指南明确指出，使用正压接头须在冲管结束后断开注射器，然后夹紧导管；使用负压接头须在冲管液剩余 0.5 mL 时夹闭导管，再断开注射器；恒压无针接头在断开注射器前后夹闭管道均可。建议护士根据无针接头的类型（即正压、负压、恒压）按正确顺序夹紧及断开注射器。因文献来源于 2 篇专家意见，故证据等级为 5 级、推荐级别为 B 级。

机械性堵塞处理中，检查导管有无扭结、无损针位置等证据来源于 JBI 2016 年的证据总结、INS 指南和 2010 年发表在 PubMed 的 1 篇专家共识。研究表明，机械性堵塞与患者的体位、导管扭结、缝线过紧、导管尖端紧贴血管壁、输液港无损针位置不正确等有关。建议仔细检查整个输液系统，并通过抬高置港侧肢体、嘱患者坐起或站立或从一侧翻身至另一侧等方式变换体位来使导管再通。国外研究显示，夹闭综合征会导致导管断裂，甚至诱发心脏栓塞、肺动脉栓塞及冠状动脉栓塞，给患者带来生命威胁。建议一旦通过 X 线确诊夹闭综合征后，立即拔管，并避免原位植入。基于以上结果，该证据等级为 5 级，推荐级别为 B 级。

药物性堵塞处理中使用0.1%盐酸溶解酸性药物或磷酸钙沉淀等证据来自INS指南和专家共识。研究显示，长时间输注酸性或碱性过大药液形成的药物沉淀肠外营养液产生的脂类残余易引发导管堵塞或输注不畅现象。推荐排除导管机械性因素后，查看患者用药史，根据药物沉淀的性质选择合适的溶解药物。

血栓性堵塞处理中结合医生建议，可采用溶栓治疗（溶栓药物包括尿激酶、阿替普酶、瑞替普酶、普萘普酶等，证据来自1篇循证证据总结、1篇系统评价和1篇专家共识）。血栓相关并发症［如导管尖端纤维蛋白鞘（最常见）］、导管内血凝块或静脉血栓单独或联合作用均会导致输液港功能不良。Miert等针对中心静脉导管堵塞处理的干预的系统评价共纳入7项随机对照研究，632例患者。该研究显示，优先选择尿激酶处理导管堵塞（低证据强度），但仍无法确定该药物应用的安全性。国外研究表明，怀疑导管发生血栓性堵塞时，可借助静脉造影或超声影像评估患者是否存在静脉血栓或纤维蛋白鞘等。超声诊断对成人上肢静脉血栓的敏感性为78%～100%，特异性为86%～100%。建议医护人员在影像学检查确诊、参考医生建议后，对血栓性堵塞进行溶栓处理，证据等级5级，推荐级别NB级。

6. 证据传播

采用有效的方法促进证据在机构层面和个人层面的积极传播，如建构临床实践指南、证据总结、循证实践方案、开展教育培训等。证据传播的对象是临床实践中的利益关联人群，包括决策者、护理管理者、临床护理实践者、患者等。

7. 证据应用

在证据应用前，由利益关联人对证据应用前的临床情景、促进及障碍因素进行综合评估。该阶段应充分考虑临床情景、患者意愿、专业判断及成本费用等。对具备应用条件的证据，应推荐试点应用，包括建构本土化的试点方案，分析在制度建设、流程优化、人力物力财力资源配套上的要求，然后正式试点应用该证据并进行后效评价。该阶段尤其重要的是在强有力的领导力激励和促进下，通过系统的培训、流程化、构建评估和评价工具等方式，真正实现证据的转化和临床应用。最后将证实有效的证据植入护理系统中，实现系统的良性运转和持续发展（图4-17）。

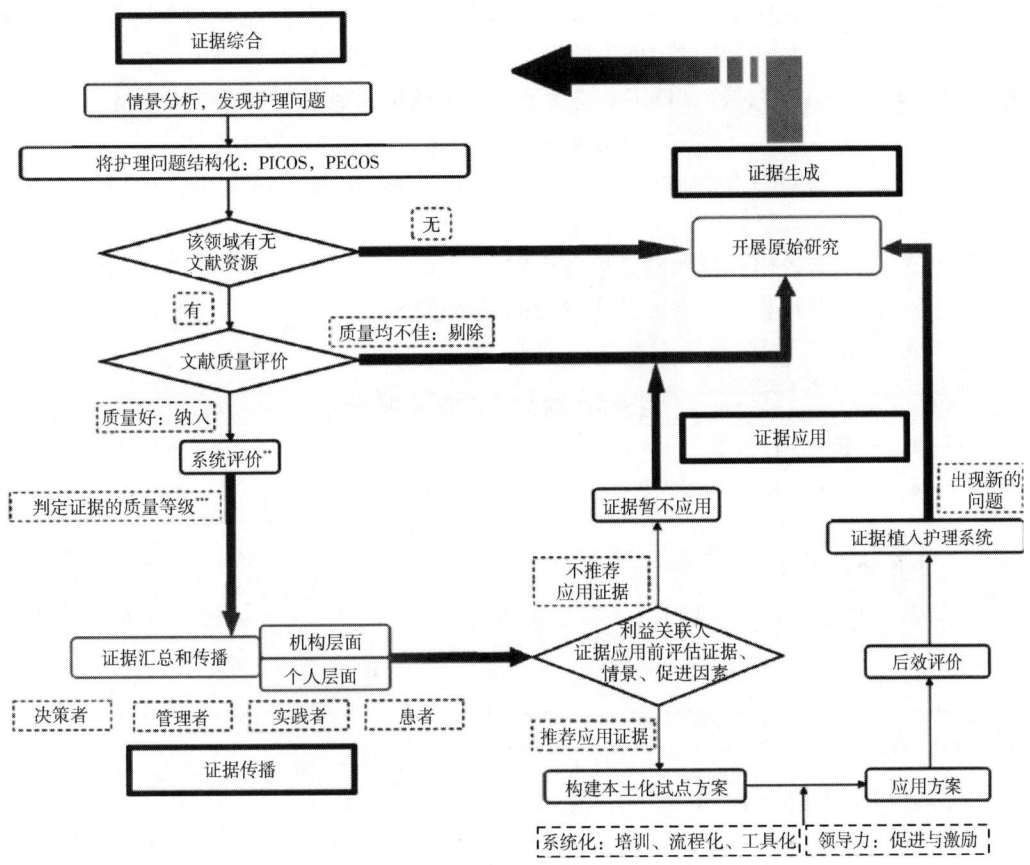

PECOS：P，研究对象；E，暴露；C，对照；O，结局；S，观察性研究的类型。
**：该系统评价针对原始研究、专业共识和临床经验；对多项同类系统评价则开展系统评价的再评价；对临床实践指南，则只进行总结提炼。
***：判定证据质量等级的方法包括 GRADE 分级 JBI 证据分级等。

图 4-17 复旦循证护理实践路径

(周雪贞　樊帆　屈盈莹　王彩芳)

四、失效模式及效应分析

(一) 概述

失效模式及效应分析 (failure mode and effects analysis，FMEA) 是美国医疗机构联合评审委员会推荐作为医院安全评估的一种方法，在医疗风险事件发生之前对其进行预测评估，并采取相应应对措施，从而降低医疗风险事件的发生，是一种失误未发生之前的系统性、前瞻性、基于多学科的团队工作，用来确定和预防潜在风险的管理方法和工具。FMEA 在护理质量持续改进中可前瞻性识别潜在危险因素，可为护士维持一个不易出错的环境，提高工作效率和质量，为明确风险薄弱环节、制订风险预防和应对措施提供科学指引。作为一种医院常用的质量管理方法,FMEA可系统地对某个流程可能发生的失效进行量化评估及分析,识别失效发生的原因和影响,并为避免失效提供建议,其本质是持续的质量改进过程,FMEA被大量用于降低临床风险、提升工作质量。

F(失效):系统或系统的一部分未按照预期或期待的方式发挥作用。

M(模式):事件(如失效事件)发生的方式或方法。失效模式即失效事件的发生方式。

E(效应):失效模式导致的结果或后果。

A(分析):对流程各要素或结构进行的详细检查。

(二)案例分享

提高注射化疗药物的安全性

1. 选定主题

选择一个高风险的流程进行风险评估,最终选定主题为:化疗药物的给药流程。

2. 组成团队

做好记录(图4-18),并注意起始时间没有限制,参加的成员人数也没有限制。

```
FMEA 编号:1
开始日期:2019-3-5     完成日期:2019-9-5
小组成员:1. 董××  2. 刘××  3. 黄××  4. 成××  5. 朱××
小组领导:梁××
是否所有受影响的部门都有代表参加:√是/否
是否团队成员代表不同的层次:√是/否
负责记录和保存资料:张××
```

图4-18 记录

3. 画出流程图

(1)团队的成员聚在一起将流程的所有步骤列出来。

(2)要达成所有列出的步骤。

(3)将每个步骤编号。(图4-19)

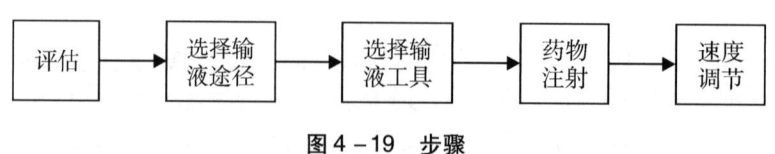

图4-19 步骤

4. 执行分析

团队对流程中的每个步骤都要列出所有可能的失效模式,即找出所有可能的原因(图4-20)。

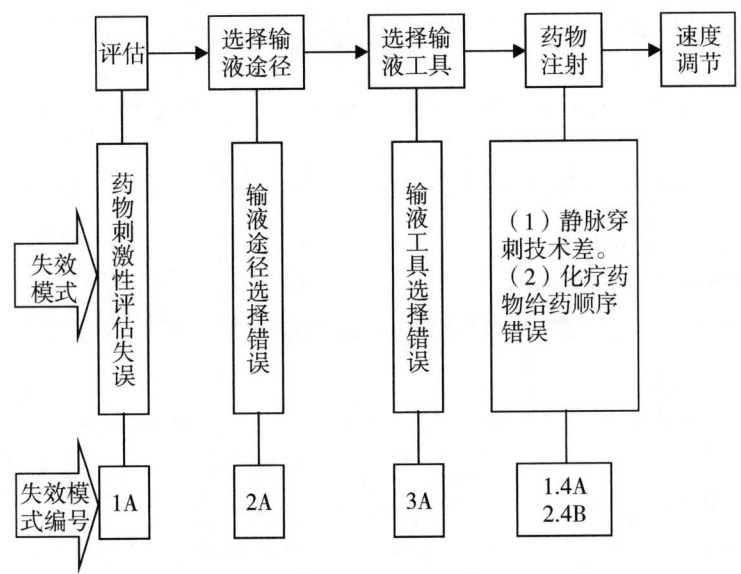

图4-20 列出每个流程可能的失效模式

5. 计算危机优先级值

(1) 计算每项失效模式的危机优先级值(risk priority number,RPN)。

(2) 计算方法。3个维度的数值相乘即是RPN。

(3) 3个维度分别为发生的可能性(likelihood of occurrence)、被发现的可能性(likelihood of detection)及严重性(severity)。英文缩写分别为O、D、S。

(4) 每个维度在1~10之间选择一个数字代表其大小程度(图4-21)。

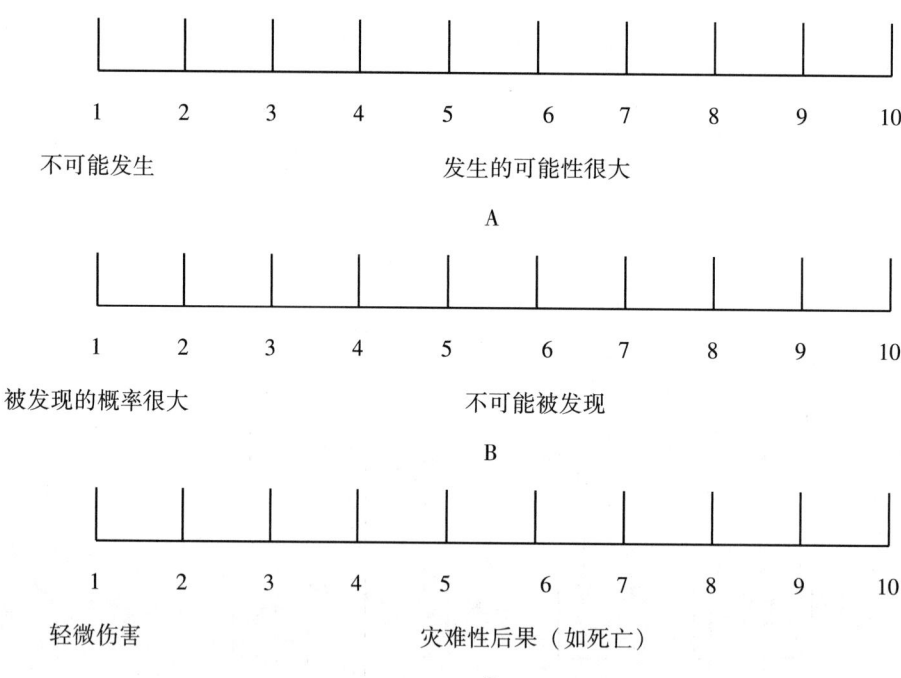

A. 发生的可能性；B 被发现的可能性；C. 严重性。

图 4-21 3个维度程度

(5) 2A（输液途径选择错误）的具体计算如下：

【举例】

A. 发生的可能性（O）：5 分。原因：护士能力不足导致的选择错误，患者不愿选择中心静脉导管。

B. 被发现的可能性（D）：5 分。原因：各班护士密切巡视，组长查房，护士长监控，比较容易被发现。

C. 严重度（S）：8 分。原因：高危药物一旦发生外渗，对患者的影响较严重。因此，2A 输液途径选择错误的 RPN 值为 5×5×8=200（分）。

(6) 计算编号为 1A、2A、3A、4A、4B 的失效模式的 RPN，结果见表 4-29。

表 4-29 各失效模式的 RPN 值

失效模式	O	D	S	RPN 值
1A（药物刺激性评估失误）	6	8	8	384
2A（输液途径选择错误）	5	5	8	200
3A（输液工具选择错误）	5	5	5	125
4A（静脉穿刺技术差）	5	4	7	140
4B（化疗药物给药顺序错误）	2	8	7	112
总分				961

6. 评估结果

（1）RPN值高的失效模式是流程中最需要改善的部分。

（2）RPN值低的失效模式，即使完全去除，也不会影响整个流程，应该把它们列在最后考虑改善。

（3）找出RPN中排在前几位的失效模式，团队应该优先考虑改善这些失效模式（表4-30）。

表4-30 失效模式改善顺序

失效模式	O	D	S	RPN值	优先改善顺序
1A（药物刺激性评估失误）	6	8	8	384	①
2A（输液途径选择错误）	5	5	8	200	②
3A（输液工具选择错误）	5	5	5	125	④
4A（静脉穿刺技术差）	5	4	7	140	③
4B（化疗药物给药顺序错误）	2	8	7	112	⑤
总分				961	—

7. 计划和改善

（1）计划见表4-31。

表4-31 失效模式的计划

失效模式	原因	结果	O	D	S	RPN值	行动
1A（药物刺激性评估失误）	护士知识不足，对药物（尤其是新使用的药物）不熟悉	没有选择合适的输液通道与器材	6	8	8	384	对护士进行持续、足够的培训
2A（输液途径选择错误）	护士对药物不熟悉；患者不愿选择PICC	高危药物容易发生外渗	5	5	8	200	足够的培训；充分的知情同意
4A（静脉穿刺技术差）	新护士；患者血管条件差	重复穿刺增加并发症	5	4	7	140	足够的培训；早期评估；早期置管
3A（输液工具选择错误）	护士对药物不熟悉；护士对头皮针缺点认识不足；患者不愿选择PICC	高危药物容易发生外渗	5	5	5	125	足够的培训；高危药物做到钢针"零容忍"；充分的知情同意

续表 4-31

失效模式	原因	结果	O	D	S	RPN 值	行动
4B（化疗药物给药顺序错误）	护士对指引不熟悉	化疗药物容易外渗	2	8	7	112	指引清晰；足够的培训

（2）改善。提高注射化疗药物的安全性，化疗安全质量改善结果追踪，改善后再次计算各个失效模式的 RPN 值（表 4-32）。

表 4-32 改善后各失效模式的 RPN 值

失效模式	改善后			
	O	D	S	RPN 值
1A（药物刺激性评估失误）	3	8	8	192
2A（输液途径选择错误）	1	5	8	40
3A（输液工具选择错误）	1	5	8	40
4A（静脉穿刺技术差）	2	4	7	56
4B（化疗药物给药顺序错误）	1	3	7	21
总分				349

RPN 降低幅度为：(961 - 349)/961 × 100% = 63.68%，说明注射化疗药物时发生错误或不良事件的风险大大降低。

（梁熙德　王海英　王彩芳）

五、根本原因分析

（一）概述

根本原因分析（root cause analysis，RCA）是指了解失误的发生过程及根本原因，检讨及改善程序以减少失误的发生，从而避免类似事件再发生失误的回顾性分析法。RCA 是一种质量结构探询程序，最早应用于美国海军潜艇操作系统的质量控制，并取得一定的效果。1997 年，美国 JCAHO 在医院不良事件调查中引用 RCA。作为运用于回溯医疗不良事件中的一种有效的分析工具，该方法的分析重点在整个系统及过程的改善方面，而非个人执行的检讨上，是提升患者安全的重要方法之一，得到国际医疗界的广泛认同，同时引起国内医疗界的广泛重视。

(二)案例分享

儿科 PICC 拔管困难原因分析

1. 进行 RCA 前的准备

(1) 成立原因分析小组。原因分析小组共 10 人,包括静脉治疗专科护士 1 名、儿童血液肿瘤专科护士 1 名,2 个专科的护士均有大量时间接触 PICC 拔管技术;儿童血液肿瘤专科护士长 1 名、儿科护士长 1 名,2 位护士长具有丰富的 PICC 操作及质量管理经验;儿科血液病区医生 2 名、介入科医生 1 名、血管外科医生 1 名,3 个专科的医生能分别从血液肿瘤疾病、血管介入技术及血栓治疗角度剖析拔管困难的原因;护理部副主任 1 名、设备科科长 1 名,2 位管理者能分别从护理管理方法学及静脉治疗设备分析原因。

(2) 情境简述。儿科护士长主持,简单描述近年出现的拔管困难事件及 PICC 管理的现有路径,帮助小组在分析问题及制订改善措施时将焦点放在发生的事情或造成的结果上,而不是原因上。

(3) 收集资料及探讨问题。包括事件关系人会谈记录、病历记录、检验报告、与患者护理及病况相关的文件等。

2. 找出近端原因

(1) 以更细节具体的方式叙述事情的发生始末(包括人物、时间、地点、如何发生),并确认事件发生的先后顺序。

(2) 医院护理部有制订执行与此事件相关护理技术的工作流程,深入分析当时执行的步骤是否和制度一致、是否和日常操作一致、哪个步骤或步骤联结与事件有关,或促使事件发生。

(3) 列出时间的近端原因,用鱼骨图(因果图)描绘(图 4-22)。

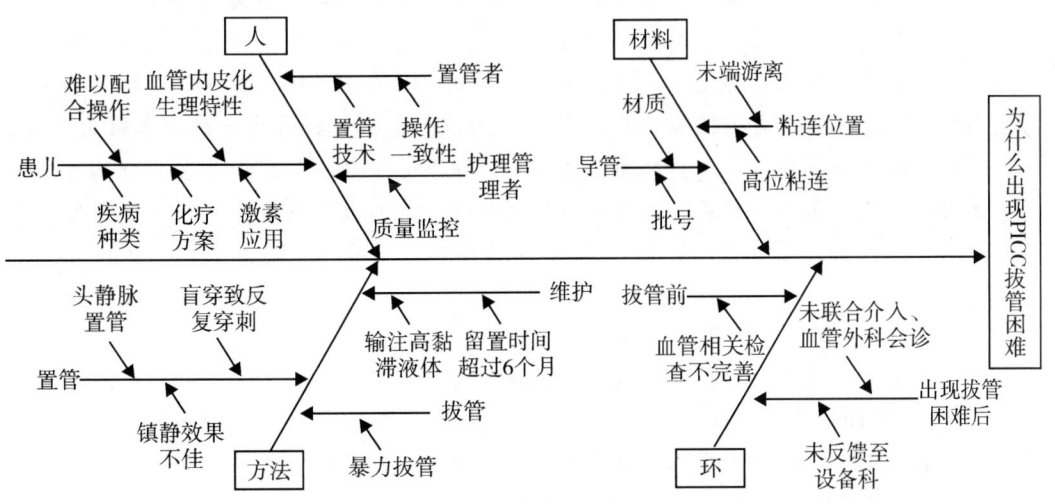

图 4-22 近端原因

3. 确认根本原因

（1）列出与事件相关的组织及系统分类。

A. 人力资源系统。应严格资格认证、加强置管护士操作训练、评估工作能力、及时进行工作监督、合理分配人力。

B. 临床护理路径管理系统。欠缺防止拔管困难的护理制度、管道维护及拔除的标准流程。

C. 组织领导及沟通系统。临床护士的导管维护意识有待提高、发现拔管困难应及时报备设备科、应完善多学科联合拔管困难治疗体系。

（2）从系统因子中筛选出根本原因。

筛选标准：可问一下如下的问题，辨别是根本原因还是近端原因。

A. 当此原因不存在时，问题还会发生吗？

B. 若原因被矫正或排除，问题还会因相同因素而再发生吗？

C. 原因矫正或排除后还会导致类似事件发生吗？

（回答"不会"者为根本原因，回答"会"者为近端原因。）

4. 设计与执行改善计划

（1）找出降低风险的策略。

A. 系统设计多道关卡以降低失误发生。

B. 标准化工作内容和流程。

C. 发展并加强对专业人员的训练查核及资格确保等流程。

（2）设计改善行动，可以用4W来思考。

A. WHAT？

拔管困难减少。

B. HOW？

严格执行护士的置管资质认证；置管时使用全身麻醉及B超引导等技术；每个月轻轻拨动一下导管，了解有无粘连；每次输注血制品，高黏滞营养液时定时用预冲冲管；导管留置不超过6个月；及时监督置管及管道维护工作状况；拔管前完善血管B超、X线片等排除血栓及血管异位的检查；出现拔管困难时避免暴力拔管，以防断裂，应及时与介入科联系，用介入方法取管；若不能拔出导管，应及时转血管外科处理；若出现设备、器材相关不良事件，及时反馈到设备科，便于设备科跟踪其他医院的使用情况；完善PICC治疗的临床应用路径，建立多学科联合导管维护系统。

C. WHEN？

置管时、导管留置期间、拔管前、拔管时、拔管后。

D. WHO？

置管护士、护理管理者、静脉治疗专科护士、相关科室工作人员。

E. WHERE？

置管病区、护理部、介入科、血管外科、设备科。

（3）执行改善行动。

（4）成效的测量和确保计划成功——持续 PDSA 管理循环。

（王海英　樊帆　周雪贞）

第五章 用药安全与静脉治疗

第一节 药物的性质与静脉治疗

药物是指可以改变或查明机体的生理功能及病理状态，可用以预防、诊断和治疗疾病的物质。静脉输液和静脉给药是临床治疗的重要途径，具有起效快、疗效高的优点，但静脉输液和静脉给药又存在一定风险，其中，药物性质及其相互作用对输液治疗的效果有着重要影响，用药不当甚至可能导致并发症和严重不良反应。因此，静脉治疗护士必须熟悉静脉输液治疗常用液体和药物的相关知识，提高静脉输液治疗的安全性。

一、药物的性质

药物性质包括物理性质和化学性质。物理性质是指药物的渗透压、溶解度、挥发性、熔点、密度、吸湿性和分化等性质，化学性质则包括酸性、碱性、氧化性、还原性和热稳定性等。药物分子的大小、溶解度、解离度、脂溶性、水溶性等理化性质都会影响药物的吸收、分布、代谢和排泄，从而对药物起效快慢、作用强弱和维持时间长短产生重要影响。有些药物的理化性质不稳定，若保存或使用不当，或挥发、潮解、光解，或遇酸、遇碱而被破坏，难以达到治疗效果，甚至出现毒性作用，也可能出现药物相互作用（如药动学相互作用、药效学相互作用及药剂学相互作用等）。药物的理化性质中对静脉输液效果影响比较大的有渗透压、pH、毒性及刺激性。

二、药物性质与静脉输液治疗

（一）渗透压

人体血浆渗透压为 280～310 mOsm/L，静脉输液时液体的渗透压应与人体等渗或偏高渗。研究结果证实，外周静脉内皮细胞可耐受的渗透压与输注时间相关。输注时间越长，可耐受的渗透压越低；降低溶液的渗透压，即使增加输液量也不会引起静脉炎，因此，输液的渗透压在一定范围内越低越好。但应注意，采用高渗溶液静脉注射时，用量不能太大，注射速度不可太快，否则易造成局部高渗状态而引起红细胞皱缩。适当稀释溶液是降低渗透压的最佳方法之一。

(二) pH

静脉输入的药物或液体过酸或过碱均可导致酸碱平衡失调,影响上皮细胞吸收水分,增加血管通透性,出现局部红肿、血液循环障碍、组织缺血缺氧,干扰血管内膜的正常代谢及正常功能,从而导致静脉炎。另外,药物不同 pH 对药效的影响也有很大差别。在生理情况下,细胞内液 pH 为 7.0,细胞外液的为 7.4。由于弱酸性药物在碱性较强的细胞外液中解离增多,因此细胞外液浓度高于细胞内液。升高血液 pH 可使弱酸性药物由细胞内向细胞外转运,降低血液 pH 可使弱酸性药物向细胞内转移,弱碱性药物则相反。在体外,药物在溶液中的稳定性与溶媒 pH 的高低密切相关,不同溶媒量溶解药物后对药物稳定性的影响相对溶媒的 pH 较小,应根据所用药物量来选择合适的溶媒量,有些刺激性强或肾毒性大的药物(如夫西地酸、阿昔洛韦等)所需溶媒量较大,而有的药物(如β内酰胺类药物和奥美拉唑等)则是小剂量溶媒短时间输注更稳定。溶媒与药物 pH 差别越大,药物降效、失效越快。因此,应选择 pH 与药物 pH 相近的溶媒,pH 相差较大时须调整溶媒,使其 pH 与药物的 pH 相近方可配制。

(三) 毒性、刺激性

药物毒性是指用药剂量过大或时间过长时药物对机体产生的有害作用。药物刺激性则是指化学药物制剂经非口服途径给药,对用药局部产生的毒性(如刺激性和过敏性等)和/或对全身产生的毒性(如过敏性和溶血性等)。大多数药物都有一定毒性,如抗生素药物大多经肝脏代谢和肾脏排泄,因此对肝脏和肾脏都有一定程度的毒害作用。药物刺激性表现最明显的是直接输入高渗性药物,例如,输注复方氨基酸时,输入速度越快,对静脉血管壁产生的刺激性就越大。很多情况下,药物的毒性和刺激性具有复合性。其中最典型的药物是化疗药,大多为化学及生物碱制剂,既有较强刺激性,又对肝脏、肾脏或其他器官组织具有毒性作用。

(何佩仪 卫建宁 彭利芬)

第二节 药物的相互作用与静脉输液治疗

一、定义

药物相互作用(drug interaction)广义上是指联合用药时所发生的疗效变化。疗效变化虽然有多种表现,但其结果只有两种可能性:作用加强或作用减弱。从临床角度考虑,作用加强可表现为疗效提高,也可表现为毒性加大;作用减弱可表现为疗效降低,也可表现为毒性减轻。因此在联合用药时,应达到临床期望提高疗效和(或)减轻毒性的目的。力求避免其中某药的毒性加大和(或)疗效降低等不良药物相互作用。

狭义上的药物相互作用是指不良的药物相互作用。药物相互作用一般主要发生在体内；少数情况下，可发生在体外，影响药物进入体内。因此，药物相互作用可能有三种方式：①体外药物相互作用；②药代动力学方面药物相互作用；③药效学方面药物相互作用。

体外药物相互作用是指在患者用药之前（即药物尚未进入机体以前），药物相互间发生化学或物理性相互作用，使药性发生变化。即化学配伍禁忌或物理配伍禁忌，故又称为物理化学性相互作用。

本类相互作用多发生于液体制剂，而且都是在药物进入体内之前，如在静脉输液瓶中或注射器内即可发生，大多呈现混浊、沉淀、变色或产生气泡等，也可能发生肉眼观察不到的理化改变。向静脉输液中加入多种药物是临床常用的治疗措施，必须认识到不是任何药物都可以随意加入静脉输液中。

二、影响因素

输液是特殊的注射剂，其特点是使用量大且直接进入血液循环，因此，对浓度、澄明度、pH 等要求均很严格。一般单糖、盐、高分子化合物溶液输液都比较稳定。静脉配置药物的相容性和稳定性的影响就更为复杂，不仅要考虑药物本身的性质，添加药物的配伍禁忌，还要考虑制剂中的附加剂，它们之间或它们与配伍药物之间可能出现的配伍变化。静脉配置药物稳定性的影响因素如下。

1. 酸碱度

pH 是影响注射剂稳定性的重要因素，在不适当的 pH 下，有些药物会产生沉淀或加速分解。

两药配置，一般两者 pH 差距越大，发生配伍变化的可能性也就越大。pH 变化也可以引起颜色的改变。输液本身的 pH 范围也是配伍变化的重要因素，各种输液都规定了 pH 范围，且范围较大。临床中已知氟喹诺酮类药物与多种碱性药物配伍后，均产生沉淀，如乳酸环丙沙星 pH 为 3.5～4.5，头孢拉定溶液 pH 为 8.0～9.6，两者混合会因 pH 变化而析出环丙沙星结晶，因此建议临床需要先后接瓶滴注时，应更换输液管或在两种药物之间用 0.9% 氯化钠溶液冲管，以免药物在输液管内混合而产生沉淀。例如，25% 葡萄糖液（pH 为 3.2～5.5）与硫喷妥钠（pH 为 10.0～11.0）配伍可产生浑浊；红霉素在 pH 为 4 以下时效价迅速降低，故与 pH 偏低的药液配伍时，其效力则呈逐步下降的趋势。当红霉素与 0.9% 氯化钠溶液或林格液配合时，放置 3.5 小时效价不变；当与 pH 为 4.5 的葡萄糖液配伍时，放置 3.5 小时则减效 15%。

2. 缓冲剂

有些药物会在含有缓冲剂的注射液中或具有缓冲能力的弱酸性溶液中析出沉淀。如注射用头孢哌酮钠舒巴坦钠与酸制剂、含胺、胺碱制剂配伍会发生沉淀。

3. 离子作用

离子能加速药物的水解反应。通常阳离子药物和阴离子药物配伍时较易发生变化，如氨茶碱、氯丙嗪、四环素等阳离子型药物与碱性较强或具有较大缓冲容量的弱碱性溶液配伍时，可发生沉淀或结晶。而阴、阳离子型药物与非离子型药物（葡萄糖液、右旋糖酐等）配伍时，很少发生变化。

4. 溶媒组成

为了有利于药物的溶解和稳定而采用非水性溶媒，如乙醇、丙二醇、甘油等。当非水性溶媒的注射剂加入水溶性输液中时，溶媒组成的改变可析出药物。例如：①地西泮注射液含40%丙二醇、10%乙醇，当与5%葡萄糖或0.9%氯化钠或乳酸钠注射液配伍时容易析出沉淀；②间羟胺加至葡萄糖生理盐水中，一般情况下无变化，但当间羟胺浓度加至200 mg/L时，可产生沉淀；③青霉素类用酸性溶液葡萄糖注射液稀释，易导致药物稳定性下降；④12小时内有饮酒史者、服用含乙醇的药物者或食用含乙醇的食物者应用注射用头孢哌酮钠舒巴坦钠过程中会出现双硫仑样反应，宜暂缓使用头孢类药物。

5. 直接反应

在输液中，钙盐与硫酸盐、碳酸盐或磷酸盐相遇时，可直接反应生成难溶性硫酸钙、碳酸钙或磷酸钙沉淀。钙离子除常用钙盐外，还存在于林格溶液、乳酸钠林格溶液、肝素钙等药物中。磷酸盐可作为药液中的缓冲成分，存在于地塞米松、克林霉素磷酸酯、三磷腺苷、果糖二磷酸及磷酸氢二钠、磷酸二氢钠等药物中。碳酸盐存在于部分药物的辅料中。

（1）盐析作用。这是指利用盐类作沉淀剂，使某物质从溶液中沉淀析出，从而达到分离纯化的目的。盐析作用的原理是加入大量盐，破坏高分子溶质周围的水膜，并中和电荷，从而降低溶质溶解度而使溶质沉淀析出。例如，甘露醇注射液为过饱和溶液，若加入地塞米松、电解质（如氯化钾），甘露醇将因盐析作用产生结晶，应单独滴注，另外，胶体溶液的药物（如两性霉素B）中不宜加入盐类药物，否则会发生沉淀。通常可用葡萄糖溶液稀释后静脉滴注。

（2）氧化还原反应：氧化还原反应是在反应前后某种元素的氧化数有变化的一类化学反应。有些药物本身是氧化剂，能和另外一些具有还原性的药物共同作用发生氧化还原反应，使药物化学结构改变。例如，维生素K为一种弱氧化剂，若与还原剂维生素C配伍，则结构可被还原，从而失去止血作用。

6. 配制量

配制量的多少影响浓度，药物在一定的浓度下才出现沉淀。例如，克林霉素1.2～2.4 g仅用100 mL输液稀释，浓度超过规定的1～3倍时，容易发生静脉炎，也会因给药速度过快而易致心律失常甚至心搏骤停。

7. 混合顺序

药物制剂配伍时的混合顺序极为重要，可用改变混合顺序的方法来克服部分药物配伍时产生沉淀的现象。输液中同时加入2种药物如氨茶碱与四环素，先加入氨茶碱，经摇匀后再加入四环素，可避免因pH大幅度改变所产生的沉淀。

8. 反应时间

许多的药物在溶液中反应很慢，个别注射液混合几小时才出现沉淀，故在短时间内使用是完全可以的。注射用头孢哌酮钠舒巴坦钠、普鲁卡因、氨茶碱、丙氯拉嗪、细胞色素C、喷他佐辛、抑肽酶混合后6小时发生外观变化。但也有例外的，如奥美拉唑钠在室温下必须现配现用，否则溶解后药物会出现颜色的改变。

9. 氧气的影响

药物制备输液时，须排出氧气，防止药物被氧化。

10. 光敏感性

有些药物（如注射用水溶性维生素、依诺沙星注射液、硫辛酸注射液、注射用顺铂、盐酸吡柔比星、两性霉素 B 等）对光敏感。例如，硫辛酸不能与葡萄糖溶液、林格溶液及所有可能与硫基或二硫键起反应的溶液配伍使用。由于其活性成分对光敏感，应在使用前才将安瓿从盒内取出，配好的输液需要避光，6 小时内可保持稳定。

11. 纯度

制剂在配伍时发生的异常现象，并不是成分本身的问题，而是成分的纯度不够引起的。

三、中药注射剂的药物配伍

另外，中药注射剂的配伍问题日益受到临床重视，但中西药配伍仍无章可循，配伍不当时有发生。中药注射剂成分复杂，容易受 pH 等因素影响，而使溶解度下降或产生聚合物出现沉淀，甚至可能与其他成分发生化学反应致药效降低。中药注射剂与其他药物配伍，可能发生的反应难以预测，合并用药越多，发生不良反应的概率也越高。中药注射液配伍时要注意混合液外观发生的物理、化学变化，有时虽然外观无变化，但用仪器实测发现配伍后不溶性微粒增加，在静脉滴注中药时应按说明书规定的剂量，采用规定的输液载体。如果没有足够的研究文献支持输液配伍，最好单独使用。用药前进行对光检查，若发现药液混浊或变色则不可使用。静脉滴注时应缓慢，注意观察有无头晕、心慌、发热、皮疹、打喷嚏等过敏反应。

四、产生配伍禁忌的一般规律

受许多因素影响，药物相互配伍应用会产生物理或化学的配伍禁忌，情况是复杂多样的，但一般有其大体的规律。

（1）用于静脉注射的非解离性药物常见的是一些糖类，主要是单糖，如葡萄糖等，这些药物很少产生配伍禁忌，但应注意其溶液的 pH。

（2）无机离子中的钙离子和镁离子，常常会与某些药物形成难溶性物质而沉淀。阴离子不能与生物碱配伍。临床中使用的头孢曲松钠与含钙盐会生成颗粒状的沉淀物。

（3）阴离子型的有机化合物，如芳香有机酸、巴比妥酸类、青霉素类的盐等，这些有机化合物的游离酸溶解度均比较小，与 pH 较低的溶液或具有较大缓冲容量的弱酸性溶液配伍时会产生沉淀。

（4）阳离子型的有机化合物，如生物碱类、拟肾上腺素类、盐基性抗组胺药类、盐基性抗生素类、局部麻醉药等，其游离盐基大多溶解度较小，与高 pH 溶液或具有大缓冲容量的弱碱性溶液配伍时可能产生沉淀。

（5）阴离子型有机化合物与阳离子型有机化合物的溶液配伍时，也可能出现沉淀。

（6）2 种高分子化合物可能形成不溶性化合物。常见的如 2 种电荷相反的大分子物质相遇时会产生沉淀。常见的高分子化合物包括抗生素类、水解蛋白、胰岛素、肝素等。

（7）使用某些抗生素时要注意溶液的 pH。例如，使用青霉素类、红霉素等时，溶液 pH 应与这些抗生素稳定时的 pH 相近，差距越大，分解失效越快。

（8）输液管中的配伍禁忌。临床使用中，若将奥硝唑注射剂与头孢菌素类注射液前后接瓶滴注，会发生颜色变化。临床中序贯配伍用时，须在 2 种药物溶液转接过程中，先用一定量的隔离液或 0.9% 氯化钠溶液冲管，将输液器中原药液冲洗干净后，再进行接换另一种药物溶液。

五、药物配制过程中的注意事项

1. 避免同时使用药理作用互相对抗的药物

中枢兴奋药与中枢抑制药、升压药与降压药、泻药与止泻药、止血药与抗凝血药、扩瞳药与缩瞳药等一般不宜配伍。此外，吗啡与阿托品联合使用时会消除吗啡对呼吸中枢的抑制作用，使药效降低。

2. 注意酸碱性药物的配伍问题

（1）已知临床中使用依诺沙星后接瓶滴注丹参酮ⅡA磺酸钠注射液，输液器的墨菲滴管有较多的砖红色沉淀析出。患者前臂注射部位周围出现皮疹，停止输液约15分钟，皮疹渐消退。

（2）丹参酮与不少的氟喹诺酮类的药物存在配伍禁忌，当需要丹参酮针剂与氟喹诺酮类药物治疗时，应使用不同输液器，避免直接配伍使用。

（3）阿司匹林与碱类药物配成散剂，在潮湿时易引起分解；生物碱盐（如盐酸吗啡）溶液遇碱性药物可使生物碱析出；维生素 C 溶液与苯巴比妥钠配伍，能使苯巴比妥钠析出，同时维生素 C 部分分解。

（4）在混合静脉滴注的配伍禁忌上，主要也是酸碱的配伍问题，四环素族（盐酸盐）与青霉素钠（钾）配伍，可使后者分解，生成青霉素酸析出；青霉素与普鲁卡因、异丙嗪、氯丙嗪等配伍，可产生沉淀等。

（何佩仪　卫建宁　彭利芬）

第三节　静脉用药的基本原则与注意事项

静脉输液治疗是一种有创性介入治疗，操作中任何环节的疏忽都有可能导致不良反应的发生，甚至引起医疗护理纠纷。目前，静脉输液治疗及其并发症的观察主要由护理人员完成，掌握静脉输液治疗的用药原则对于规避医疗风险至关重要。

一、静脉用药的基本原则

（一）控制补液总量，合理调整输液速度

（1）纠正水、电解质失衡时应计算 24 小时补液总量。

（2）补充每天正常生理消耗量：正常成人为 1 500～2 000 mL。

（3）补充继续丢失量，如呕吐、引流液的量等。

（4）补充累计损失量。可根据失水程度、类型、病情变化及血钠浓度或血细胞比容等数值进行测算。

（二）纠正失水时补液调节速度原则

（1）先快后慢。一般在开始的 4～8 小时内输入补液总量的 1/3～1/2，余量在 24～48 小时补足，以免重要器官负荷过重受损，即宁少勿多的原则。补充生理需要量和继续损失量时速度可适当减慢。

（2）快速输液要监测病情，注意预防心力衰竭及肺水肿。失水休克时，开始 1～2 小时快速补充容量，成人可达 500 mL/h，当尿量超过 20 mL/h，速度可减慢，休克纠正后再维持正常需要量。快速输液要进行监护，如监测中心静脉压，监测心率、呼吸、尿量，以防止输液过多过快，发生水中毒、急性左心衰竭或肺水肿。老年人、婴幼儿、心肾功能不良者要控制滴速，以免引起不良反应。

（三）补液原则

1. 先盐后糖

正确选用补液种类，可根据丢失体液的性质、血清电解质改变补充溶液。除高渗性脱水患者应先输入 5% 葡萄糖溶液外，一般先输入无机盐溶液，后输入葡萄糖溶液。

2. 先晶后胶

一般先输入一定量的晶体溶液（常首选平衡盐液）以迅速扩容、改善血液浓缩、促进微循环，然后输入适量胶体溶液以维持血浆胶体渗透压、稳定血容量。但对于大量失血所致的低血容量性休克，则应尽早补给胶体溶液，如全血、血浆、右旋糖酐等。

3. 液体交替

为避免在较长时间内单纯输注一种液体而人为造成体液平衡失调，对盐类、糖类、酸类、碱类、胶体类各种液体要交替输入。但是，低渗性脱水及高渗性脱水的患者初期宜分别持续补充含盐溶液及葡萄糖溶液。

4. 正确补钾

（1）补钾不宜早。补钾要观察尿量，输液后每小时尿量大于 30 mL 方可考虑补钾，即"见尿补钾"。

（2）浓度不宜过高。每 100 mL 溶液中加入氯化钾不超过 0.3 g，即氯化钾浓度不超过 0.3%，以免静脉刺激性大，又难以控制剂量。

（3）速度不宜过快。滴注速度每分钟不超过 60 滴，因钾离子进入细胞内比较缓慢，须 15 小时才能达到细胞内外平衡，快速输液可引起高血钾危险，更不可直接静脉推注，否则会引起心脏骤停于舒张期。

（4）总量不宜多。补钾应正确估计，由于钾的排出规律是多进多排、少进少排、不进仍排，因此一般禁食患者每天须补钾 3 g。成人每天补钾总量不超过 5 g，小儿每天不超过 0.1～0.3 g/kg。大剂量补钾时应做血清钾及心电图监测，防止血钾过高。

（5）关注含钾盐药物对血清钾的影响。当输液溶液中加入其他含有钾盐的药物时不能疏忽其对患者血清钾的影响，如青霉素钾盐、谷氨酸钾等。

二、静脉输液治疗的注意事项

（一）严格掌握输液适应证

尽量采用最安全的口服给药途径。原则上能口服则不肌内注射，能肌内注射则不输液。

（二）规范操作规程

1. 严格遵守操作规程

加强无菌观念及进行双人床边核对，减少处置及操作引起的药物不良反应事件。

2. 按照医嘱要求配药，检查药物剂量

不得擅自使用代用品。根据患者情况，检查药物剂量是否合理。如果不合理，应停止注射并及时与医师商议该剂量是否安全。遇到剂量不便准确换算时，应咨询药师。

3. 注意药物使用中的相互作用

（1）注射用粉剂，尤其是水溶液中不稳定的药物，最好现配现用，在注射前稀释，以免降低药物效价；注射青霉素药液时应新鲜配制，以减轻过敏反应；稠厚油类药物，应加温融化后再抽取；注射用药物必须用规定的注射用溶媒稀释，浓度应适当，不应随意使用稀释液，必要时应向药师咨询。

（2）患者同时注射 2 种或 2 种以上药物时，应考虑药物之间是否发生相互作用。若是药剂学相互作用，则 2 种药不能在同一针管内注射；若是药动学或药效学相互作用，则首先应明确医师的用药意图，方可判断其配伍是否合理。还应注意注射剂和其他给药途径的药物之间的相互作用。发现疑问时，应与医师或药师取得联系，以求合理用药。

（3）对于可能引起过敏性休克的药物，在给药前须做皮试，皮试液浓度应按要求稀释。对于青霉素，应注意所使用的批号，批号不同时应重新做皮肤过敏试验。同时，在注射前应备好发生过敏性休克时所需的急救药品、抢救设备与器材，如肾上腺素注射液、氧气等。

（4）输液配药原则上应该即配即用，即便是为了工作方便，也只能在输液前 30 分钟内加入药物，时间过长容易造成输液污染或影响药物的稳定性。

（5）输注硝普钠等需要避光的药物时，应使用专用避光注射器和连接管，或用黑纸或黑布包裹管路。安装注射器时，不要用力旋转夹子及用力滑动推进器，以防药液过多过快进入体内。

（6）药物不宜加入脂肪乳、甘露醇、碳酸氢钠、氨基酸、右旋糖酐等注射液及血液、血浆中，以防药液发生配伍禁忌或使药物本身的疗效降低。药物加入最理想的溶液是 0.9% 氯化钠注射液、5% 葡萄糖注射液及 10% 葡萄糖注射液。

（三）合理使用静脉

（1）对需要长期输液治疗者，应注意保护和合理使用静脉，一般从远端小静脉开始。

（2）注意掌握不同患者的穿刺法，尤其是要注意输注药物的 pH 低于 4.1 时，静脉内膜可出现严重组织学改变。pH 高于 8 或低于 6 时，发生静脉炎的概率增大。护理人员要高度重视，尽量减少对静脉内膜的破坏，减少外周血管的损伤。同时，应避免将药液注射于血管外，建议采用中心静脉给药，以免造成组织的坏死。

（四）加强输液观察和监护

（1）输液过程中应密切观察患者的一般情况，如有无心悸、头晕、出汗、面色苍白，以及有无脉搏、呼吸、血压变化等。若有变化，应立即停止，更换输液，使者平卧于床上，同时告知医师，并协助医师进行必要的抢救处理。

（2）建议每 30 分钟巡视 1 次输液，注意滴速的变化，确保药物恒速输入。同时输注 2 种不同的药物时注意速率，应注意负荷滴注时间，防止毒性反应。

（3）在输液过程中，经常巡视患者，严密观察有无输液反应。若患者出现发热、虚脱、发绀、血压下降、心动过速、意识丧失等表现，则应考虑是否发生了输液反应，并立即停止输液，报告医师，协助抢救。

（五）合理控制输液总量及速度

1. 流速和输液所用时间计算方法

滴速 =（液体总量 × 点滴系数）/ 输液所用时间，输液所需时间 =（液体总量 × 点滴系数）/ 滴速，其中，点滴系数指每毫升溶液的滴数，不同口径、不同厂家的可不同，输液器可有每毫升 10 滴、15 滴、20 滴、50 滴等几种点滴系数，目前临床上最常见常用的输液器是每毫升 20 滴。

2. 输液速度

根据患者的年龄、病情及药物性质调节滴速，年老体弱、婴幼儿、心肺疾病者速度宜慢，以减轻心肺负担，严重脱水者、心肺功能良好者速度可快，高渗溶液、含钾药物、血管活性药物速度宜慢。

（何佩仪　卫建宁　彭利芬）

第四节　静脉输液微粒的污染与控制

输液微粒是指在药液的生产或临床使用过程中经各种途径所污染的小颗粒杂质，其直径主要为 $1 \sim 25 \mu m$。这些颗粒与治疗无关甚至对人体有害，通常称为微粒污染。

《中华人民共和国药典》2020 年版规定，每 1 mL 液体中，直径大于 10 μm 的微粒应少于 25 个，直径大于 25 μm 的微粒应少于 3 个。

一、静脉输液中微粒的来源

液体中微粒的产生是多方面的，可以归纳为以下方面。

（一）内源性微粒

药物制剂生产工艺不完善，药品制造、提炼纯度不够，混入异物与微粒（如空气、水、原材料的污染），以及在贮存、保管、运输途中产生的污染。

（二）外源性微粒

1. 应用中的外来微粒

开启或切割玻璃安瓿时产生的玻璃碎屑，消毒残留的棉签屑及碘合物，注射针头穿刺橡胶塞时脱落的橡胶颗粒，注射器和输液器管道上残留的塑料颗粒，操作不规范、输液之初未排出管道内少量气体，药物配制、输液环境不洁净、尘埃多，等等。

2. 加药物带来的微粒

大量药液中存在微粒，尤其是中草药制剂与粉针剂，配伍的药品越多，微粒增加越明显，溶媒的选择不当也易产生微粒，而粉针剂微粒污染程度远高于水针剂（因粉针剂需要经过喷雾、干燥及分装等程序）。

3. 药物的生理不相容性

输液时常将多种药物同时加入输液瓶中，药物间的理化特性、pH 不同，混合后发生化学反应，引起晶体析出，造成微粒污染。

4. 放置时间与储存条件

放置时间越久，产生的微粒就越多。中草药制剂放置时间长是引起微粒增加的重要原因。有一些药液，随着存储条件（如温度、湿度、避光要求等）的变化，会产生结晶或沉淀。

二、输液微粒对人体的危害

正常成人毛细血管最细处直径为 6～8 μm，婴幼儿最细处直径为 3 μm。人体封闭的循环系统中并不存在不可降解的微粒物质。输液微粒直径为 1～15 μm，少数较大的输液微粒直径可达 50～300 μm，被微粒污染的液体输入人体静脉，随着血液瞬间遍布全身。若微粒直径大于局部毛细血管直径，则不能通过，进而引起阻塞。输入的微粒直径越大、数量越多，对人体的危害越严重。

1. 血管栓塞

较大微粒可直接使血管栓塞，引起局部堵塞和供血不足，导致组织缺氧进而产生水肿和炎症。

2. 血栓形成和静脉炎

微粒进入人体后，可随血液循环，引起血管内壁刺激损伤，使血管壁正常状态发生改变，变得不光滑，引起血小板的黏附聚集，形成血栓和静脉炎。

3. 肉芽肿形成

当微粒侵入肺、脑、肾等器官内时,在吞噬细胞等炎性反应细胞包围下,形成肉芽肿,从而引起肺、脑、肾和眼等部位不同程度的供血不足,造成循环障碍,甚至坏死。肉芽肿病变进一步发展还可能导致癌症。

4. 引起热原样反应

大量微粒可引起热原样反应,有些异物可起抗原作用,诱发炎症反应,或者导致肉芽肿。

微粒对人体的危害是多方面的,且这种危害不是输液后暂时性存在,而是长期的,甚至直接危及生命。经输液进入人体的微粒对人体的危害还取决于患者的生理或病理状态。一般来说,婴幼儿的血管比正常人细,且其免疫功能比正常人低,微粒对婴幼儿的危害要比普通患者严重,临床反应也比普通患者明显;老年患者、肿瘤患者、心脑血管病患者,由于伴有血管硬化、管壁增厚、管腔狭窄等,微粒对其的影响也比普通患者要严重。

三、静脉输液微粒污染的预防措施

根据输液微粒污染的途径,主要从以下几方面做好预防措施。

1. 药物存放

使用的药物应在有效期内,严格按照说明书标注放置。

2. 药物的配制

药液宜现配现用,以防放置时间过久腐蚀器具,造成器具表面剥脱,引起微粒污染。临床配制粉剂药物应选择适当溶媒,并使之充分溶解,以免因药物未溶而形成微粒。

3. 药物配伍

联合用药时,药物间的相互作用可能产生颗粒状物或沉淀物,对治疗会造成一定的危险。同时配伍药物越多,产生微粒越多,多种药物配伍不当,会造成微粒倍增。因此,护理人员应严格掌握临床用药的配伍禁忌,注意添加药物的种类及顺序。在更换输液瓶时注意输液器内的药物有无浑浊等配伍反应,一旦发生反应,立即关闭输液调节器,更换新输液器。

4. 器具操作

选用正规厂家生产的合格输液装置,同时注意管道冲洗。配药操作时,严格执行无菌技术,配药用的一次性注射器不宜反复使用,使用次数越多,微粒产生的数量就越多,被污染的机会增加。因此,应做到一人一针、一药一针,避免交叉使用引起配伍反应,形成微粒。操作中应尽量减少对橡胶塞的穿刺次数,穿刺部位选择胶塞中央薄处,同时使用合适针头穿刺。研究指出,采用侧孔针注射器穿刺橡胶塞加药,溶液中不溶性微粒明显少于斜面注射器。因此,在临床配药过程中应尽量使用侧孔针注射器,以减少液体中的微粒污染。

5. 输液操作

(1) 安瓿的备置。尽量减少划痕的长度和力度,玻璃安瓿应割据颈段1/4周。安瓿在开启前用酒精消毒颈段后倾斜45°掰开,微粒污染最少。不建议使用无菌纱布包裹开启安瓿,尤其是多次使用的无菌纱布,易造成更多的微粒污染。

(2)操作人员的要求。操作人员要严格遵照无菌技术原则,严格执行"三查八对"制度,遵守操作规程,提高操作能力。配药时操作者左手拇指、食指、中指持安瓿,保持安瓿正斜位,右手拇指、食指固定在注射器空筒两边,中指或无名指环置于活塞轴处,向外拉动活塞抽吸药液,以指腹不触及活塞为原则,药液在空气中暴露时间短,污染机会少,稳定性好,可在很大程度上减少安瓿口内周围微粒污染药液,且这种手法特别适合 5 mL 以下药液的抽吸。在抽吸时要避免药液接触瓿口,同时针尖处于瓿中、瓿底抽吸,能将药液的微粒污染降到最低程度。穿刺时选用锐利、型号合适的头皮针,快速进针,避免多次回针,可在一定程度上减少微粒,重复穿刺时应及时更换针头。目前临床已广泛应用静脉留置针,减少了静脉穿刺的次数,同时,无针输液接头的研制和使用,可形成无针密闭输液系统,避免对留置针肝素帽胶塞反复穿刺,均可对微粒控制产生一定的作用。

(3)液体配制环境。空气中的尘埃粒子、悬浮物在输液配药时易进入液体中,因此要保持配药室清洁、整洁,配制液体时避免打扫卫生及过多走动。有条件者可采用超净化工作台进行输液前的配液准备工作或药物的添加,也可建立临床静脉输液调配中心,配以专人规范化操作、检查、核对。

(4)使用输液滤器。输液滤器是液体进入体内的最后一道屏障,可以阻挡大多数微粒进入静脉。因此,美国食品药品监督管理局规定,无论外周还是中心静脉输液,均应使用输液滤器。带有空气过滤装置及终端滤器的一次性输液器不仅可减少空气对输液的污染,同时可以截留任何途径污染的输液微粒,是解决一般的微粒危害和空气污染的理想措施。一般的终端滤器能可靠地滤过直径在 10 μm 以上的微粒,近年来,一些厂家推出终端过滤器孔径为 3 μm 的一次性使用精细过滤输液器。对包含脂肪乳剂的液体,建议使用孔径为 1.2 μm 的过滤器;对不含脂肪乳剂者则建议使用孔径为 0.2 μm 的过滤器。但过滤器的滤膜对于避免溶液中微粒和微生物污染是有局限性的,因为较小的滤膜孔径(如 0.22 μm)可以滤除真菌、细菌和大部分微粒,但对于输注速度的影响非常明显,需要动力泵入;而且在不换输液器的情况下滤膜经过长时间的浸泡,滤膜网状结构会坍塌,甚至成为纤维性微粒的来源。

(何佩仪　卫建宁　彭利芬)

第五节　高危药品管理

高危药品是指少数特定的、若使用错误会对患者造成严重伤害甚至死亡的药物。药物治疗是患者治疗必不可少的一部分，高危药品若使用错误会对患者造成严重伤害甚至死亡，故加强对高危药品的安全管理对保障患者安全至关重要。护士给药是整个用药过程的最后环节，要经多个需要主观判断的高风险流程。高危药品的使用过程存在安全隐患，护士应提高对高危药品相关的知识的掌握度，加强对高危药品的安全管理。

一、医院管理

（一）制订医院高危药品目录

根据美国的医疗安全协会（the Institute for Safe Medication Practices，ISMP）公布的高危险药物品种，筛选出医院常用的高危药品品种，并制订目录。根据风险高低，将高危药品分为 A、B、C 三级。A 级，使用频率高，一旦用药错误，患者死亡风险最大的药品，重点监管；包含静脉用肾上腺素能受体激动药、高渗糖等 14 类。B 级，使用频率较高，一旦用药错误，会对患者造成严重伤害，但风险等级比 A 级小；包含注射用化疗药、阿片类镇痛药（注射给药）等 10 类，并根据实际情况及时进行增减。C 级，使用频率较高，一旦用药错误，会对患者造成一定的伤害，伤害风险等级较 B 级低；包含中药注射剂等 8 类。

（二）针对不同级别高危药品制订不同管理措施

统一使用高危药品标识，并制订各级高危药品管理措施。特别是 A 级高危药品的管理，必须做到：

（1）设置专用药柜进行专区储存，药品储存处必须有明显专用标识。

（2）药房必须双人核对后方可发药。

（3）护理人员执行 A 级高危药品医嘱时应注明高危，双人核对后再给药。

（4）应严格按照法定给药途径和标准及浓度给药，超出标准给药浓度的医嘱须由医生签字。

（5）护士工作站在处置 A 级高危药品时应有明显警示信息，使用科室应在备用高危药品盒上贴警示标签，提醒医务人员注意。B 级、C 级高危药品也应制订相应管理措施，要求医务人员必须严格执行。

（三）建立高危药品医嘱警示

高危药品医嘱警示系统可从最大安全剂量、给药途径、给药频率、禁忌证、妊娠期用药、严重药物相互作用、药物不良反应等环节进行干预，当医生开出的医嘱不恰当（如超过最大日安全剂量）时，电脑出现警示画面，请医生再确认或修改处方，同时在护士医嘱转录、药师医嘱审核时给予充分提示。利用计算机设置警示系统，这样就会在调配和发药及使用时起到警示作用，减少或避免各环节用药错误，可有效提高患者用药的安全性。

二、药剂管理

1. 充分发挥临床药师的宣传教育作用

加强高危药品危害性宣传，不定期举行高危药品知识讲座，更新行政管理人员及医师、药师、护理人员的高危药品管理和使用理念。对新引进的高危药品进行充分论证。第一时间发布新药通知，将药品适应证、用法用量、注意事项等告知临床医务人员，做到新药人人知晓。

2. 定期对临床各科室进行安全检查

安全检查内容包括高危药品账物相符、贮存要求、标识醒目、交接制度等，对不合格的提出整改意见，并不定期抽查。同时，对高危药品的使用做好详细记录。高危药品使用后，做到准时、准确地记录高危药品临床反应，并定期反馈给责任医师。每天做好统计与核对工作，避免丢失与错用，并对高危药品实行跟踪监督，实施责任到人制度，实现人、药、跟踪、监督为一体的管理方式。

3. 注重细节管理

特别强调高危药品中细胞毒性药物的溶媒及稀释液的种类、输注速度及贮存要求等，根据医院使用药物情况，制订并下发常用药物溶媒表及贮存要求表单。

三、临床医护管理

1. 落实高警示药品管理环节控制

医师、护士加强高危药品制度分类管理措施学习，重视药物不良反应监测，并及时上报。医务人员熟悉高危药品异常使用的应急预案及施救措施，强化风险意识。提高医嘱录入准确性，加强护士培训，要求护士正确领药及妥善存放并正确配置高危药品，并加强高危药品有效期的管理。遵循先进先出、近期先出的原则，保证药品安全有效。建立督查小组，定期对高危药品使用情况进行通报。

2. 规范静脉输注高警示药物注意事项与处理方法

药师、护士及医师应了解高危药品的潜在风险及使用注意事项，重视药物风险控制，将严重的药害事件扼杀在用药之前。另外，一旦发生药物外渗，及时进行处理，减少患者损伤。持续腐蚀性药物治疗、胃肠外营养、渗透压超过 900 mOsm/L 等液体药物必须选择适宜的中心静脉输注，每 15 分钟巡视 1 次，悬挂"观察输注部位"标识，告知患者输注部位疼痛时立即呼叫护士。

四、患者管理

世界卫生组织制定合理用药的生物学标准包括药品正确无误，药物疗效、安全、适用性、使用及价格等对患者适宜，药品调配及提供给患者的药品信息准确无误，患者依从性良好等。在医疗服务过程中，医院要求药师及医务人员必须对患者及其家属进行安全用药健康教育，根据医院制订的高危药品风险告知流程，在使用此类药物时选择最适合患者的药物，并向患者告知药物的作用、不良反应、药物和食物的相互作用，禁止患者和家属擅自调节滴数和抬高补液高度，这一点在儿科显得尤其重要。

(何佩仪　卫建宁　彭利芬)

第六节 全肠外营养的配制与管理

全肠外营养（total parenteral nutrition，TPN），是指通过静脉途径给予适量的蛋白质（氨基酸）、脂肪、碳水化合物、电解质、维生素和微量元素，以达到营养治疗目的的一种方法，一般由医师根据患者的营养评估结果制订方案。目前，TPN 在临床中应用广泛，其安全性和有效性与配制环境、人员管理、配制流程等方面关系密切。《静脉用药集中调配质量管理规范》（卫办医政发〔2010〕62 号）明确规定，TPN 应当实行集中调配与供应，以提高静脉用药质量，保障静脉用药安全。

一、TPN 配制的管理

（一）配制环境的管理

1. 配制间的基本要求

为了保证 TPN 质量，其洁净区包括十万级环境控制的一次更衣室，万级环境控制的二次更衣室和加药混合调配操作间，百级环境控制的洁净区，内设温度、湿度、气压等监测设备和通风换气设施，以保持静脉用药调配室温度为 18～26 ℃，相对湿度为 40%～65%，压力维持在 5 Pa 以上正压差。

2. 配制间的卫生与消毒

定期清洗或更换空气过滤器，每天清洁消毒，定期检测菌落数。初效过滤器要求每月清洗 1 次，中效过滤器每季度清洗 1 次，高效过滤器则根据污染情况 2～5 年更换 1 次，更换之后需要符合国家规定的洁净级别标准，方可再次投入使用。清洁消毒须每天进行，洁净区的墙面、地面、台面、推车、传递窗等用 500～1 000 mg/L 的含氯制剂进行擦拭消毒，30 分钟后再用清水擦拭；层流台每次操作前后均用 75% 乙醇溶液擦拭后，再紫外线照射 30 分钟；每天 4 次紫外线定时照射房间及传递窗进行空气消毒，每次 30 分钟。洁净区空气中的菌落数须每月检测，结果须符合洁净区的标准，操作台（洁净度 100 级）菌落数不超过 5 CFU/m^3，药品配制间（10 000 级）菌落数不超过 50 CFU/m^3，应做好记录。值得注意的是，人员是带入细菌的控制环节之一，为了保持洁净区的洁净度，洁净区的人员数应当严格控制，不得随意进出。

（二）工作人员的管理

TPN 配制的特点是加药种类多，操作复杂，对操作者的技术和素质要求比较高，工作人员必须经过严格的培训和考核才能上岗工作。

1. 专业知识的要求

为了确保 TPN 的质量和安全，审方和配制人员应相对固定，职业者的素质是第一位。审方人员应具有扎实的药学理论知识，并定期接受药学专业继续教育，如定期参加处方点评等。

配制人员除应具备基本的药学理论知识外，还应具备慎独修养和熟练的实践操作技能。工作人员每天均应集中交班，总结在工作中发现的问题并及时进行处理。

2. **重视个人清洁卫生**

进入洁净区的操作人员不得化妆和佩戴饰物；帽子应把头发全部罩住，防止毛发脱落于洁净区，堵塞进出风口；口罩要遮住口鼻，防止飞沫外溅，污染洁净区；穿戴隔离衣之前先严格洗手，并按规定和程序进行更衣，工作服选用不含棉绒的低穿透性纤维材质隔离服，袖口用弹性皮筋或带子束紧；戴无菌手套。

（三）配制流程的管理

配制 TPN 必须在合格的层流工作台上进行，配制人员必须严格按照无菌操作规程及配制程序进行配制，这是质量保证的关键。

1. **配制前准备**

在配制前 30 分钟，按操作规程启动洁净间和层流工作台净化系统，并确认其处于正常工作状态；用蘸有 75% 乙醇溶液的纱布从上到下、从内到外擦拭层流工作台内部的各个部位；将摆好药品的药车推至层流工作台附近相应位置；选用包装密封完整且在有效期内的一次性静脉营养输液袋和一次性注射器，拆除外包装，注射器垂直放置于层流工作台的内侧，准备好配制需要的药品和器材，避免因多次走动而增加污染机会。

2. **配制步骤**

调配人员应当按输液标签核对药品名称、规格、数量、有效期等的准确性和药品完好性，确认无误后，方可进入加药混合调配操作程序。

（1）核对药物处方与药物名称剂型剂量等信息是否相符。

（2）检查一次性静脉营养输液袋有效期和包装是否密封完整，合格方可使用。

（3）将不含磷酸盐的电解质和微量元素加入复方氨基酸中，充分混匀，以避免局部浓度过高引起溶液不稳定。

（4）将磷酸盐加入葡萄糖溶液中，并充分振荡混匀。

（5）关闭静脉营养输液袋的所有输液管夹，然后分别将输液管连接到葡萄糖溶液和氨基酸溶液中，倒转这两种输液容器，悬挂在水平层流工作台的挂杆上，打开两根输液管夹，待葡萄糖和氨基酸溶液全部流入到静脉营养输液袋后，关闭输液管夹，同时观察有无发黄、变色、浑浊、沉淀等现象出现。

（6）翻转静脉营养输液袋，使这两种溶液充分混匀。

（7）将水溶性的维生素溶解到脂溶性的维生素中，充分混匀后加入脂肪乳中，使脂肪乳全部流到静脉营养输液袋，混合过程中应注意轻微振荡使其充分溶解，混合均匀。

（8）将静脉营养输液袋口朝上竖起，打开其中一路输液管夹，待袋子中多余的空气排出后关闭输液管夹。

（9）用密封管夹关闭静脉营养输液袋口，拆开输液管，用备用的塑料帽关闭静脉营养输液袋袋口。

（10）挤压静脉营养输液袋，观察是否有液体渗出，若有则丢弃。

（11）所有操作均应在水平层流工作台上进行，并严格按照无菌技术操作，保持处于"开放窗口"。

（12）将打印标贴在静脉营养输液袋上，注明配置时间并双人签名，将配置好的药液送到成品间，由药师检查核对后，送至临床并与护士交接，交接单1式2份，留1份在静脉药物调配中心（pharmacy intravenous admixture services，PIVAS）备查。成品留样：PIVAS每天所配置的TPN每份均留样，打包封存于2～10℃的冷库48小时，并做好留样记录。

（13）药师应仔细检查有无发黄、变色、浑浊、沉淀、剂量不符等现象出现，若有则须丢弃。核对结束后，将静脉营养输液袋装入避光袋中交给病区，若不能马上使用，则应放入冰箱中冷藏保存。

3. 配制注意事项

（1）严格无菌操作。TPN的营养成分适宜细菌的生长和繁殖，在配制时要严格无菌操作，防止成品受到污染，给患者带来痛苦。

（2）保持TPN脂肪乳稳定。脂肪乳的稳定性是影响药液质量的关键因素之一。配制时应保证混合顺序正确，同时应注意pH和电解质浓度。在配制过程中，不要将葡萄糖溶液与脂肪乳直接混合，以免酸性的葡萄糖直接破乳，混合液中葡萄糖的最终浓度为0～23%，有利于混合液的稳定。TPN配制时，电解质的浓度也很重要，阳离子浓度小于150 mmol/L，其中，钠离子浓度小于100 mmol/L，钾离子浓度不小于50 mmol/L，镁离子浓度小于3.4 mmol/L，钙离子浓度小于1.7 mmol/L，不要将含上述阳离子的药品直接与脂肪乳混合。脂肪乳剂破乳、絮凝等情况主要靠肉眼观察，其表现为袋内液体上方出现一层具有明显色差的半透明或浅黄色的油状液体，或出现明显的条状凝结物。一旦发生这种情况，不应输注。

（3）注意药物配伍。钙和磷是人体每天必须摄入的元素，因此营养液通常要加入这2种成分，磷酸盐和钙剂结合后生成溶解度较小的磷酸钙而导致结晶沉淀，这种沉淀的生成会导致输入营养液的患者发生肺栓塞、肺衰竭，进而威胁生命。避免的方法是将磷酸盐和钙剂分别加在不同的稀释溶液内，先加入磷酸盐，钙剂在混合顺序的末尾加入，这样能减少沉淀产生的概率。两者混合后肉眼观察袋内有无沉淀，确认无反应后再加入脂肪乳。

（4）避免光照，减少维生素降解。在TPN的配制中通常会加入一些维生素，为了减少维生素C及其他还原性维生素的氧化反应，在配制完成后，要排尽营养袋中残存的空气；为了减少光敏感性维生素的降解，在贮存、配制、运送和输注过程中注意避光，有条件的可选择多层营养袋。维生素C遇空气发生氧化，降解为草酸，可与钙发生反应生成不稳定的草酸钙。

（5）现配现用。TPN宜现配现用，24小时内输完，须放4℃冰箱内。

（何佩仪　卫建宁　彭利芬）

第六章

静脉输液安全与医院感染控制

第一节 静脉治疗职业防护管理

一、护理人员职业防护制度

1. **严格遵守相关法律、法规及标准**

严格遵守《血源性病原体职业接触防护导则》（GBZ/T 213—2008）、《医务人员艾滋病病毒职业暴露防护工作指导原则（试行）》（卫医发〔2004〕108号）、《中华人民共和国传染病防治法》《医院感染管理办法》（中华人民共和国卫生部令第48号）、《医务人员手卫生规范》（WS/T 313—2019）、《中国针刺伤防护专家共识》等相关的法律、法规、标准。护理人员在进行护理操作或进行清洁、消毒工作时，应严格执行操作规程和工作制度，避免发生职业暴露。

2. **尽量消除工作场所的危险因素**

尽量少用锐器或针具，取消不必要的注射，采用无针系统安全注射等，保持工作场所光线充足、整洁和工作台布置良好。

3. **遵守标准预防原则**

所有患者的血液、体液及被血液、体液污染的物品均视为具有传染性的病原物质，接触这些物质时，必须采取防护措施，包括手卫生、防护用品的使用及安全注射等。标准预防的具体措施如下：

（1）进行有可能接触患者血液、体液的诊疗护理或其他操作时必须戴手套，操作完毕，脱去手套后立即洗手，必要时进行手消毒。一旦接触了患者的血液、体液、分泌物、排泄物等物质及被其污染的物品后应立即洗手和/或进行手消毒。

（2）在诊疗、护理或其他操作过程中，有可能发生血液、体液飞溅到医务人员的面部时，应当佩戴具有防渗透性能的口罩、防护眼镜；有可能发生血液、体液大面积飞溅或者有可能污染医务人员的身体时，还应当穿戴具有防渗透性能的隔离衣或者围裙。

（3）如果手部皮肤发生破损，在进行有可能接触患者血液、体液的诊疗和护理操作时必须戴双层手套。

（4）在进行侵袭性诊疗、护理操作过程时，要保证充足的光线，严格按操作规范进行,并特别注意防止被针头、缝合针、刀片等锐器刺伤或划伤。

(5) 用后的锐器应当直接放入耐刺、防渗漏的锐器盒,或利用针头处理设备进行安全处置,尽量使用具有安全性能的注射器、输液器等,以防针刺伤。禁止将使用后的一次性针头重新套上针头套。禁止用手直接接触使用后的针头、刀片等锐器。

(6) 护理传染性疾病患者时,根据疾病传播途径采取相应隔离和防护措施,必要时双向防护。及时清理被污染的被服及各种污染物,防止造成二次污染及微生物传播。及时处理被污染的医疗用品及设备,重复使用的医疗仪器设备应清洁消毒。正确处理医用垃圾,避免造成交叉感染。

(7) 若发生职业暴露,应立即采取紧急处理措施,并及时上报,按照医院规定进行相应的身体检查和预防治疗。

4. 其他

(1) 建立护理人员社会支持系统,降低心理、社会、组织等因素对护理人员造成的身体及心理方面伤害。

(2) 健全安保管理系统,遇到工作场所暴力,及时求助、采取防护措施并上报。

(3) 定期组织职业防护培训与教育,强化在职教育与岗前培训。

(4) 建立医护人员健康档案,对医护人员定期查体,对发生职业损伤者要及时给予救治。

二、医疗锐器伤的防护制度

(1) 加强对临床护理人员教育,提高对医疗锐器伤的认识及重视程度,掌握预防医疗锐器伤的措施。

(2) 正确处理医疗锐器,避免发生锐器伤。锐器使用后直接放入耐刺、防渗漏的锐器盒中,避免二次分拣;禁止将针帽套回用过的针头,如果必须套回,必须单手操作;禁止用手直接接触使用后的针头、刀片等锐器;禁止将针头等锐器随手传递;尽量使用安全型针头。

三、艾滋病防护制度

(1) 严格遵守《医务人员艾滋病病毒职业暴露防护工作指导原则(试行)》及医院制订的相关管理办法及制度,加强护理人员有关预防知识的学习,掌握有效防护措施。

(2) 护理人员在进行护理操作或进行清洁、消毒工作时,应严格执行操作规程和工作制度,避免发生职业暴露。

(3) 遵守标准预防原则。将所有患者的血液、体液及被血液、体液污染的物品均视为具有传染性的病原物质。接触这些物质时,必须采取防护措施,包括戴手套、具有防渗透性能的口罩、防护眼镜;有可能发生血液、体液大面积飞溅或者有可能污染医务人员的身体时,还应当穿戴具有防渗透性能的隔离衣或者围裙。

(4) 对于人类免疫缺陷病毒血渍,须用 1 000 mg/L 含氯消毒液或 0.5% 过氧乙酸溶液将血渍全部覆盖,浸泡消毒 30 分钟,然后进行清洁处理,不能直接用抹布或拖把擦拭。

（5）人类免疫缺陷病毒的化验标本，应将其放在带盖试管内，再放入密闭容器内送化验室，防止标本在运送过程中溅洒。在运送阳性标本途中应携带消毒剂，以防意外。

（6）如果不慎发生人类免疫缺陷病毒职业暴露，应按照职业暴露应急处理程序进行紧急处理，立即报告感控科，尽快对职业暴露进行评估、处理及预防用药。

四、危害药品防护制度

（一）环境要求

1. 在生物安全柜中集中调配

最好在安装有 B2 及以上型号的生物安全柜内的静脉用药调配中心（室）实行集中调配和供应。

2. 无生物安全柜进行调配

（1）在通风的环境内避风调配。

（2）在调配药品过程中，操作台面应铺一次性治疗巾或防水垫，以免药液溅在工作台面上蒸发，造成空气污染。

（3）采用软袋包装的全密闭静脉治疗系统，避免危害药品通过排气管与空气相通。

（4）层流病房配制室内应开启空调净化系统进行通风。

（5）配药完毕后，用清水冲洗或擦拭操作柜内部及台面，再使用75%乙醇溶液擦拭消毒。静脉给药时若须从莫菲氏滴管加入药物，必须先用无菌棉球或纱布围在滴管开口处再进行加药，速度不宜过快，以防药液自管口溢出。

（二）工作人员防护措施

（1）妊娠期和哺乳期护士避免接触危害药品。

（2）穿防护衣裤或连体防护服，佩戴一次性双层口罩或 N95 口罩、帽子，戴 3 层手套，包括 1 副聚氯乙烯手套，另加 2 副厚度为 0.7 mm 或更厚的乳胶手套，内层手套在防护服袖套内，外层手套在防护服袖套外。在操作过程中一旦手套破损或被危害药品污染应立即更换；如果调配时间长，至少每 30 分钟更换 1 次手套。

（3）条件允许的情况下使用专用的防护面罩或护目镜。

（4）割安瓿前应轻弹其颈部，打开安瓿时应垫以纱布，以防割破手套。在打开粉剂安瓿时，更应注意避免产生气雾，应用无菌纱布盖住安瓿瓶口再将针头插入瓶内，溶解药物应沿瓶壁缓慢注入，以防粉末逸出。

（5）配瓶装粉剂时，使用大号针头进行配药。注射器应预留空气，以防药瓶内负压过大，溶解粉剂后难以吸出药液（尽量不要用分离针头的方法进行减压，避免药液溢出）。

（6）抽取药物时选用一次性注射器，注意药物量以不超过注射器容量的3/4为宜。

（7）静脉推注排气时将针头深埋在无菌方纱里进行排气，勿直接将含有危害药品的气泡排入空气中。

（8）若不慎将药液溅到皮肤或眼睛里，应立即用肥皂水刷洗和大量清水或 0.9% 氯化钠溶液局部冲洗。配药及操作完毕后，脱去手套，用肥皂及流水彻底洗手。

（三）危害药品废弃物的处理

（1）配完危害药品后，将安瓿或玻璃瓶置于带盖、防漏、标有"药物性废弃物"的容器中。

（2）护理人员或患者及家属在48小时内清除患者的各种排泄物（尿、粪便或呕吐物）时，需要穿隔离衣、戴手套，防止液体溅出。

（3）尽量避免装有危害药品的安瓿或玻璃瓶在使用过程中被打破。

（4）禁止在执行危害药品操作时将使用后的针头重新套上针帽，导致针刺伤。

（四）危害药品污染应急预案

（1）当危害药品溢出时，立即标明污染的范围，避免他人接触。

（2）护士必须戴一次性口罩、帽子、手套等，做好个人防护后方可处理污染区。

（3）少量溢出（溢出不超过 5 mL），纱布吸附药液；大量溢出（溢出超过 5 mL），吸收力强的纱布垫清除；药粉溢出，用潮湿纱布或纱布垫擦拭。

（4）溢出区域处理从污染边界开始，逐渐向污染中心收缩。用清洁剂及清水擦洗3次，再用75%的乙醇溶液擦拭。

（5）药液溢到桌面或地面上，应用纱布吸附药液，待药物被完全除去后，被污染的区域先用清水冲洗，再用清洁剂反复清洗3遍。

（6）若为药粉，则用湿纱布轻轻抹擦，以防药物粉尘飞扬，污染空气；不慎溅到工作服上，要立即更换、冲洗。

（7）药液若不慎溅到皮肤上，应立即用大量清水冲洗3分钟后用洗手液清洗。如果不慎溅入眼睛内，应立即用0.9%氯化钠溶液反复冲洗。

（8）当溢出量大于150 mL时，还应对整个安全柜的内表面进行清洁。

（9）配药后清洁地面。

五、X 线防护制度

（1）在利用X线进行中心静脉导管尖端定位时，必须保障工作者、受检者及公众的放射安全与健康。

（2）受检者所受到的医疗照射应遵循放射防护最优化原则，避免一切不必要的照射，把照射剂量控制在合理的、尽可能低的水平。

（3）正确掌握适用范围，避免不必要的额外照射检查。

（4）进行检查时，注意控制照射条件和避免重复照射，应采取有效的防护措施。

（5）进行X线检查时，对受检者的辐射敏感部位（如性腺、眼晶体、乳腺和甲状腺等）采取适当屏蔽保护。

（6）施行X线检查时，除受检者外，其他人员不应留在机房内，对扶携者、陪同人员应做好恰当安置，穿好铅衣并有相应的保护措施。

（7）孕妇接受X线检查时，对孕妇受检者应做好屏蔽措施，尽可能保护胎儿。

（8）对示教病例，严禁增加扫描、曝光时间。

六、职业暴露应急程序

具体见第四章第四节相关内容。

（何佩仪　程惠芳　王乔凤）

第二节　医院感染控制要求

一、概述

消毒（disinfection）是指清除或杀灭传播媒介上病原微生物，并使其达到无害化的处理措施，而消毒剂是能杀灭传播媒介上的微生物并达到消毒要求的制剂。根据能杀灭的病原微生物种类，消毒剂分为高效、中效、低效 3 个等级。隔离（isolation）是指采用各种方法、技术，防止病原体从患者及携带者传播给他人的措施。消毒和隔离是临床医疗的重点技术，可有效切断传播途径，控制部分外源性医院感染和耐药菌传播，阻止感染性疾病在医院暴发流行，是医院感染管理的基础工作，是预防和控制医院感染的重要措施。

（一）标准预防措施

（1）进行有可能接触患者血液、体液的诊疗、护理、清洁等工作时应戴清洁手套，操作完毕，脱去手套后立即洗手或进行卫生手消毒。

（2）在诊疗、护理操作过程中，有可能发生血液、体液飞溅到面部时，应戴医用外科口罩、防护眼镜或防护面罩；有可能发生血液、体液大面积飞溅或污染身体时，应穿戴具有防渗透性能的隔离衣或者围裙。

（3）使用后针头不应回套针帽，确须回套应单手操作或使用器械辅助；不应用手直接接触污染的针头、刀片等锐器。废弃的锐器应直接放入耐刺、防渗漏的专用锐器盒中；重复使用的锐器，应放在防刺的容器内密闭运输和处理。

（4）接触患者黏膜或破损的皮肤时应戴无菌手套。

（二）手卫生规范

（1）设置符合《医务人员手卫生规范》（WS/T 313—2019）要求的流动水洗手设施，包括洗手池、洗手液、干手设施（如干手纸巾、速干手消毒剂等）；设施位置应与诊疗工作相匹配，方便医务人员使用；洗手液容器宜为一次性使用，速干手消毒剂宜使用一次性包装；设置醒目、正确的手卫生标识，包括洗手流程图或洗手图示等。

（2）医务人员应按照《医务人员手卫生规范》（WS/T 313—2019）要求洗手和/或使用手消毒剂。当手部有血液或其他体液等肉眼可见的污染时，应用肥皂（皂液）和流动水洗手；手部没有肉眼可见污染时，宜使用速干手消毒剂消毒双手代替洗手；直接为传染病患者进行护理，接触传染病患者的血液、其他体液或被传染性病原微生物污染的物品后，应先洗手，然后进行卫生手消毒。

（3）医务人员洗手和卫生手消毒应遵循《医院隔离技术标准》（WS/T 311—2023）的要求。

（4）戴手套不能代替手卫生，摘手套后应进行手卫生。

（5）应有医务人员手卫生正确性和依从性的自查和监督检查，发现问题，及时改进。

（三）消毒原则

（1）重复使用的诊疗器械、器具和物品，使用后应先清洁，再进行消毒或灭菌。

（2）环境与物品表面，一般情况下先清洁，再消毒；当受到患者的血液、体液等污染时，先去除污染物，再清洁与消毒。

（3）医疗机构消毒工作中使用的消毒产品应经卫生行政部门批准或符合相应标准技术规范，并应遵循批准使用的范围、方法和注意事项。

（4）使用中的消毒剂应监测其浓度，在有效期内使用。

（四）消毒物品与无菌物品的管理

（1）应根据药品说明书的要求配制药液，现用现配。

（2）抽出的药液和配制好的静脉输注用无菌液体，放置时间不应超过 2 小时；启封抽吸的各种溶媒不应超过 24 小时。

（3）无菌棉球、纱布的灭菌包装一经打开，使用时间不应超过 24 小时；干罐储存无菌持物钳使用时间不应超过 4 小时。

（4）碘伏、复合碘消毒剂、季铵盐类、氯己定类、碘酊、醇类皮肤消毒剂应注明开瓶日期或失效日期，开瓶后的有效期应遵循厂家的使用说明，无明确规定使用期限的应根据使用频次、环境温湿度等因素确定使用期限，确保微生物污染指标低于 100 CFU/mL。连续使用最长不应超过 7 天；对于性能不稳定的消毒剂，如含氯消毒剂，配制后使用时间不应超过 24 小时。

（5）盛放消毒剂进行消毒与灭菌的容器，应达到相应的消毒与灭菌水平。

（五）隔离原则

（1）隔离管理措施和建筑布局应遵循《医院隔离技术标准》（WS/T 311—2023）的要求。

（2）根据疾病传播途径的不同，采取接触隔离、飞沫隔离或空气隔离措施，标识正确、醒目。

（3）隔离的确诊或疑似传染病患者及隔离的非传染病感染患者，除确诊为同种病原体感染之外，应安置在单人隔离房间。

（4）隔离患者的物品应专人专用，定期清洁与消毒，患者出院或转院、死亡后应进行终末消毒。

（5）接触隔离患者的医务人员，应按照隔离要求，正确穿戴相应的隔离防护用品（如医用外科口罩、手套、隔离衣、护目镜、防护面罩等），并进行手卫生。

（6）手上有伤口的医务人员在接触隔离患者的血液或其他体液时，应戴双层手套。

（7）完成隔离患者的治疗后，医务人员应按照隔离要求，正确脱去和处理防护用品。

（六）消毒的分类

1. 根据消毒水平分类

消毒可按照杀灭病原体的效果进行分类，包括高水平、中水平和低水平消毒。

（1）高水平消毒能杀灭一切细菌繁殖体，包括分枝杆菌、病毒、真菌及其孢子和绝大多数细菌芽孢。常用消毒剂为含氯制剂、邻苯二甲醛、过氧乙酸、过氧化氢、臭氧、碘酊等。

（2）中水平消毒能杀灭除细菌芽孢以外的各种病原微生物（包括分枝杆菌）。常用消毒剂为碘类消毒剂（碘伏、氯己定碘等）、醇类和氯己定的复方、醇类和季铵盐类化合物的复方、酚类等。

（3）低水平消毒包括能杀灭细菌繁殖体（分枝杆菌除外）和亲脂病毒的化学消毒方法，以及通风换气、冲洗等机械除菌法。常用消毒剂为季铵盐类消毒剂（苯扎溴铵等）、双胍类消毒剂（氯己定）等。低度危险性物品宜采用低水平消毒方法。

2. 根据感染风险分级

根据所使用的可复用性诊疗器械/物品的感染风险分级，选择适宜的消毒灭菌再处理方式。不同物品应根据其导致感染的风险、污染微生物的种类和数量及物品性质选择消毒方法。

（1）高度危险性器材（critical device/items）是指进入正常无菌组织、脉管系统或有无菌体液（如血液）流过，一旦被微生物污染将导致极高感染危险的器材，如手术器械、穿刺针、腹腔镜、活检钳、心脏导管、植入物等。此类物品须采用灭菌的方法。

（2）中度危险性器材（semi-critical/items）是指直接或间接接触黏膜的器材，如胃肠道内镜、气管镜、喉镜、肛表、口表、呼吸机管道、麻醉机管道、压舌板等。此类物品应根据其性质选择合适的消毒方法。

A. 耐热、耐湿的物品应首选压力蒸汽灭菌。

B. 不耐热的物品（如体温计、氧气面罩、麻醉面罩等）应采用达到中水平消毒以上效果的消毒方法。

C. 通过管道间接与浅表体腔黏膜接触的器具（如氧气湿化瓶、胃肠减压器、吸引器、引流瓶等）的消毒方法应根据物品性质进行选择。耐高温、耐湿的管道与引流瓶应首选湿热消毒；不耐高温的部分可采用中效或高效消毒剂浸泡消毒；呼吸机和麻醉剂的螺旋管及配件宜采用清洗消毒剂进行清洗与消毒，或采用高效消毒剂（如含氯消毒剂等）以上的消毒剂浸泡消毒。

（3）低度危险性物品（non-critical items）是与完整皮肤接触而不与黏膜接触的器材（如听诊器、血压计袖带等）、病床围栏、床面及床头柜、被褥、墙面、地面、痰盂（杯）和便器，等等。此类物品应及时清洁或清洗，随后采用中效或低效消毒剂进行消毒。

二、隔离的分类

隔离可根据病原体的传播途径进行分类，包括接触传播、空气传播、飞沫传播和其他传播途径的隔离。

1. 接触传播的隔离

接触传播是指病原体通过手、媒介物直接或间接接触导致的传播。常见的接触传播疾病包括肠道感染、多重耐药菌感染、皮肤感染等。

对于此类疾病，在标准预防的基础上，应采用接触传播的隔离与预防。对此类患者的隔离，限制患者的活动范围，减少患者转运；如果需要转运，应采取有效措施，减少对其他患者、医务人员和环境表面的污染；对医务人员的防护，在接触患者的血液或其他体液时应戴手套，摘手套后洗手和/或手消毒；手上有伤口时应戴双层手套。进入隔离室实施可能污染工作服的操作时应穿隔离衣；脱下的隔离衣按要求悬挂，每天清洗与消毒；或使用一次性隔离衣，用后按医疗废物管理要求进行处置。

2. 空气传播的隔离

空气传播是指带有病原微生物的微粒子（粒径不大于 5 μm）通过空气流动导致的疾病传播。常见的空气传播疾病包括肺结核、麻疹、水痘、肺出血热等。

对于此类疾病患者的隔离，无条件收治时，应尽快转送，并注意转运过程中医务人员的防护。应注意在患者病情容许时为其佩戴外科口罩，定期更换，并限制其活动范围；严格空气消毒；医务人员应严格按照区域流程，在不同区域穿戴不同的防护用品，并遵守防护用品的使用规定。进入患者房间时，应戴帽子、医用防护口罩；可能产生喷溅时，应戴护目镜或防护面罩，穿防护服；当接触患者及其血液、体液等物质时，应戴手套。正确使用防护用品。

3. 飞沫传播的隔离

飞沫传播是指带有病原体的飞沫核（粒径大于 5 μm）在空气中短距离（1 m 内）移动到易感人群的口、鼻黏膜或眼结膜等导致的传播。常见的飞沫传播疾病包括百日咳、白喉、流行性感冒、病毒性腮腺炎、流行性脑脊髓膜炎等。

此类疾病患者在空气传播隔离的基础上，减少转运；若须转运，医务人员应注意防护。患者病情容许时，应戴医用外科口罩，定期更换。应限制患者的活动范围。患者之间、患者与探视者之间保持 1 m 以上的距离，探视者应戴外科口罩；加强通风，或进行空气的消毒。医务人员应严格按照区域流程，不同区域穿戴不同的防护用品，离开时按要求摘脱，并正确处理使用后物品。医务人员与患者近距离（1 m 以内）接触时应戴帽子、医用防护口罩，进行可能产生喷溅的诊疗操作时，应戴护目镜或防护面罩，穿防护服。

三、消毒隔离技术在静脉治疗中的应用

静脉治疗是临床常用的治疗护理手段，包括静脉输液、静脉输血、静脉采血及中心静脉导管置管等技术。各项静脉治疗均须严格遵照消毒隔离原则，同时根据患者疾病及治疗特点进行特定的消毒隔离管理。

（一）皮肤消毒

（1）严格遵循手卫生原则。

（2）皮肤消毒前应询问患者有无使用消毒剂的过敏史。

（3）皮肤消毒剂的选择。首选2%葡萄糖酸氯己定乙醇溶液，次选安尔碘Ⅲ和75%的乙醇溶液联合使用，不建议单独使用75%的乙醇溶液（一般用于皮肤清洁脱脂），年龄小于2个月的婴儿不建议使用葡萄糖酸氯己定溶液作为消毒剂。

（4）各种输液通道穿刺时皮肤消毒方法、范围，详见表6-1。

表6-1 各种输液通道穿刺时皮肤消毒方法、范围

输液通道	消毒方法	一般消毒范围	透明敷料消毒范围
外周静脉穿刺	以穿刺点为中心环形消毒，由内外螺旋涂擦，消毒次数不少于2次	头皮钢针消毒面积不小于5 cm×5 cm；留置套管针消毒面积不小于8 cm×8 cm	若用无菌透明敷料覆盖穿刺部位，其消毒面积应大于无菌透明敷料面积
CVC	先用75%乙醇溶液棉球以穿刺点为圆心，由内向外螺旋方式进行穿刺部位皮肤脱脂，反复清洁消毒3遍，稍用力擦拭，再用2%葡萄糖酸氯己定乙醇溶液或安尔碘Ⅲ消毒皮肤（方法同前）	消毒面积不小于10 cm×10 cm	同上
PICC		面积以穿刺点为中心，上下直径20 cm，两侧以整个手臂，插管时助手抬高手臂，消毒整个手臂包括手臂背侧	同上
植入式输液港		消毒面积不小于10 cm×12 cm	同上

（5）留置各种导管时的皮肤消毒。当穿刺口局部有血液或血痂时，应先用75%乙醇溶液棉球清洁干净后，用安尔碘Ⅱ或安尔碘Ⅲ/葡萄糖酸氯己定消毒液消毒皮肤2~3遍，稍用力擦拭，每次均从中心向外围螺旋式移动。如果用无菌透明敷料覆盖穿刺部位，其消毒面积应大于无菌透明贴膜面积。

（6）所有消毒液自然风干（禁用扇子、口吹，棉球、纱布等擦干）后盖上新的敷料，如果使用透明的半透膜敷料，建议使用75%乙醇棉球彻底脱碘（可避免碘与透明的半透膜敷料发生反应及增加贴膜的牢固性）。

（7）皮肤消毒后不能再次触摸，触摸后须再次消毒。

（二）敷料更换时间

（1）纱布敷料至少每48小时更换1次。如果纱布敷料的完整性受到破坏，有潮湿、污染等，应立即更换。

（2）透明敷料至少每5~7天更换1次，穿刺口有渗血或敷料潮湿、松动、污染或须查看置管部位时应立即更换。

（三）输液接头更换

（1）输液接头包括分隔膜接头、肝素帽、正压接头、三通管，建议所有导管使用无针输液接头。

（2）更换时先用有效的消毒液棉片用力擦拭消毒导管接口的横切面及外围，连续3遍，时间不少于15秒，完全待干。在治疗间歇期宜使用输液接头消毒帽或无菌纱布包裹接头处。

（3）正压接头不能用于输血，因容易导致红细胞的破裂及导管相关血流感染。

（4）肝素帽/正压接头原则上每周更换1次，分隔膜接头每72小时更换1次，输液接头应在输注血液、血液制品或脂肪乳剂、TPN、抽取血液标本后立即更换，如果发现肝素帽内有血液残留，或完整性破损，或取下后，均应及时更换新的肝素帽/正压接头/分隔膜接头。使用肝素帽抽血后，也应立即更换。

（四）消毒隔离技术在特殊疾病中心静脉置管护理中的应用

特殊疾病包括特殊传染病（如甲类传染病、按甲类管理的乙类传染病、气性坏疽、破伤风、艾滋病等）、耐药菌感染、器官及骨髓移植。对上述疾病行中心静脉置管穿刺及导管留置期间，各项操作环节均须实行标准预防措施，同时严格执行针对性消毒隔离技术。

（周雪贞　王乔凤　程惠芳）

第三节　导管相关性血流感染的预防与控制

留置血管内导管是为患者实施诊疗时常用的医疗操作技术，是安全输液、静脉营养支持及进行血流动力学监测的主要途径，但置管后的患者存在发生导管相关性血流感染（CRBSI）的风险。CRBSI 可直接导致住院时间的延长和医疗成本的增加。因此，应采取有效的预防与控制措施，尽可能地减少 CRBSI 发生率。

一、CRBSI 的定义

CRBSI 是指带有血管内导管或者拔除血管内导管 48 小时内的患者出现菌血症或真菌血症，并伴有发热（超过 38 ℃）、寒战或低血压等感染表现，除血管导管外没有其他明确的感染源。实验室微生物学检查显示：外周静脉血培养细菌或真菌阳性，或者从导管段和外周血培养出相同种类、相同药敏结果的致病菌。

二、感染途径及危险因素

（一）CRBSI 病原菌的来源

CRBSI 病原菌主要来源于导管接头及穿刺置管部位周围皮肤表面的微生物定植。微生物引起导管感染的方式主要有以下 3 种：

（1）皮肤表面定植的微生物在穿刺置管时或之后，通过皮肤、皮下组织从穿刺部位迁移至导管皮内段并定植于导管尖端，随后引起局部或全身感染。

（2）导管接头和内腔被微生物污染，导致导管腔内细菌繁殖，引起感染。

（3）另一感染灶的病原菌通过血行播散到导管，并在导管上黏附定植，引起感染。

（二）CRBSI 的危险因素

（1）置入导管前或进行导管维护时皮肤消毒不充分，导致穿刺部位微生物污染或定植；对血管通路装置接口和输液系统进行频繁操作。

（2）长时间留置和使用中心静脉导管，患有严重的基础疾病和营养不良、恶性肿瘤、中性粒细胞缺乏等免疫功能低下的患者。

（3）穿刺局部及周围皮肤严重的接触性皮炎。

（4）成年人的颈静脉或股静脉置管。

（5）医师或护士的置管操作技术不熟练等。

三、诊断标准

（一）实验室提供的微生物学检查结果

实验室提供的微生物学检查结果可指导临床判断 CRBSI。当可疑 CRBSI 时，如果保留导管者，应留取至少 2 套血培养标本，一套来自外周静脉，另一套来自导管；如果不保留导管者，应分别从不同的静脉穿刺部位留取 2 套外周静脉血培养标本，并在无菌操作下拔除导管，剪切导管尖端 5 cm，采用 Maki 半定量（平皿滚动法）或定量（导管搅动或超声）培养。

（二）CRBSI 的临床诊断标准

1. 确诊

满足下述任何一项，可判定导管为感染来源：

（1）有一次导管半定量培养阳性（每导管阶段不小于 15 CFU）或导管定量培养阳性（每导管阶段不小于 1 000 CFU），同时外周静脉血培养阳性且与导管节段为同一菌株微生物。

（2）同时从中心静脉导管和外周静脉抽血做定性血培养，中心静脉导管血培养阳性报告比外周血培养阳性至少快 2 小时。

（3）外周血和导管出口部位脓液培养均阳性，并为同一菌株微生物。

2. 临床诊断

满足下述任何一项，提示导管极有可能为感染的来源：

（1）具有严重全身性感染的临床表现，并且导管尖端或导管节段的半定量或定量培养阳性，但血培养结果呈阴性，除了导管以外无其他显性的感染证据，并在拔除导管 48 小时内未使用新的抗生素治疗，感染症状有好转。

（2）菌血症或真菌血症的患者，有发热、寒战和（或）低血压等临床表现而且至少 2 个血培养阳性（其中 1 个样本来源于外周静脉血），其结果为同一菌株常见的皮肤污染菌（如芽孢杆菌、凝固酶阴性葡萄球菌等），但导管节段培养结果阴性，且没有其他可引起血行感染的来源可追溯。

四、预防与控制

（一）管理要求

（1）医疗机构应建立健全导管相关性感染预防的规章制度，制订并落实预防导管相关性感染的工作规范和操作规程，明确相关部门和人员职责。

（2）执行血管内导管置入、维护和使用的操作者，应经过相关知识和技能的培训并通过考核，掌握并落实导管相关性感染的预防与控制措施。

（3）中心静脉导管置管环境应当符合《医院消毒卫生标准》中医疗机构Ⅱ类环境要求。在导管置入、使用与维护操作前后，均须按《医务人员手卫生规范》有关要求严格执行手卫生操作。

（4）建议医疗机构设立专门的中心静脉导管质量控制小组，联合医院感控科开展导管相关性感染的目标性监测，并根据监测结果采取感染预防与质量改进措施。

（二）置管前

（1）评估中心静脉导管的置入的指征，尽量减少不必要的置管。

（2）评估患者局部及全身状况、对乳胶的敏感性等。

（3）在满足病情和治疗需要的前提下，选择管腔最少、管径最小的导管。

（4）选择合适的中心静脉置管部位，成人不建议选择股静脉和颈内静脉作为穿刺点。股静脉靠近会阴部，皮肤易污染，细菌容易入侵定植。颈部皮肤皱褶，细菌密度也较高。锁骨下静脉置管较股静脉及颈内静脉置管更为理想。

（5）置管所使用的医疗、护理用品必须符合无菌要求。

（三）置管中

（1）严格执行无菌技术操作规程，中心静脉导管（PICC、CVC及PORT）、中等长度导管（MC）置管及全植入式血管通路置入时，必须遵守最大无菌屏障要求：置管者戴圆帽、外科口罩，穿无菌手术衣、戴无菌手套，覆盖患者全身、仅暴露穿刺部位的无菌大铺巾。

（2）使用符合国家相关规定的皮肤消毒剂进行穿刺部位的消毒，首选2%葡萄糖酸氯己定乙醇溶液（年龄不足2个月应慎用），也可以使用有效碘浓度不低于0.5%碘伏消毒。消毒范围和方法应符合置管要求，消毒后避免再次接触穿刺部位的皮肤，待皮肤消毒剂自然干燥后再进行置管。

（3）有条件的情况下，使用可视化技术（如超声引导等）进行穿刺置管，提高操作成功率，降低导管置管相关并发症的发生。

（四）置管后

（1）识别与CRBSI相关的患者风险因素，并进行干预，以保护皮肤、降低风险和及时进行管理。

（2）在不理想的无菌条件下插入的导管（如紧急的情况下插管）应在48小时内尽快拔除。

（3）使用免缝合装置妥善固定导管，避免因敷料及导管松动或移位而引发的导管相关性感染。避免使用缝合线或胶带固定导管,除可能形成生物膜并增加感染的风险外,缝合线还会增加针刺伤的风险。

(4) 导管的固定首选无菌透明、透气性好的半透膜敷料。对半透膜敷料过敏者或出汗多、穿刺点渗液、渗血的患者,应选用无菌纱布敷料有效固定。

(5) 每天观察评估导管穿刺点及周围区域(包括导管走向)有无感染的症状和体征,包括(但不限于)穿刺点周围 2 cm 范围内出现的发红、硬结(硬块)和/或触痛、穿刺点脓性渗液等。

(6) 按规定的时间间隔进行穿刺点维护,包括皮肤消毒和敷料更换;如果敷料完整性受损,有明显的污染、潮湿、渗液、渗血或敷料下的皮肤完整性受损,应立即进行维护。

(7) 在通过导管进行输液治疗和导管维护过程中应严格执行无菌技术操作,粘贴敷料前确保皮肤消毒剂和保护剂均自然待干。

(8) 保持导管连接端口的清洁,尽可能减少三通接头等附加装置的使用,每次连接输液接头及注射药物前,应使用符合国家相关规定的消毒剂进行擦拭消毒并待干;在输血和输入血制品后的 4 小时内或停止输液后,应及时更换输液管路,特殊药物输注时(如丙泊酚、脂肪乳等)应根据产品说明书要求更换,如果有血液等污染应立即更换。

(9) 对感染高风险的患者应采取预防措施,在中心静脉导管穿刺口上覆盖含有氯己定的敷料,必要时可在医嘱及医生指导下考虑使用抗菌溶液进行封管。

(10) 每天观察、评估患者是否仍需要使用中心静脉导管,对不再需要导管的患者应尽早拔除,降低感染风险。

(11) 设计并落实中心静脉导管维护"每日核查表",有助于规范临床护理人员维护操作行为,从而有效落实中心静脉导管维护措施、降低 CRBSI 的发生率。

(12) 应向患者及家属应进行预防导管相关血流感染的宣教与指导。

(陈利芬　何佩仪　冯海茹)

第七章
静脉治疗领域的卫生经济学应用

卫生经济学在现代社会中具有越来越重要的作用，它可以指导政府制定科学高效的卫生政策，还能指导医疗机构和医药企业制订科学的经营策略。通过促进医疗资源的合理使用，优化资源配置，卫生经济学已被广泛地应用于政府决策、医院管理、医疗保险等领域之中，并多次在政府文件中被提及。

一、卫生经济学与静脉治疗

在静脉治疗领域应用卫生经济学，可以比较不同护理措施及静脉治疗工具之间进行质量价格比较，帮助护理人员选择最优的护理方式，以保证优质护理服务的实施，降低医疗成本，如优化配置人力资源和合理使用静脉治疗工具等都可以体现卫生经济学的价值。

目前国内的床护比、医护比均远低于欧美国家及世界卫生组织的要求。临床医护人员配置数量不足，导致国内医护人员的负荷较重，尤以工作时间长最为突出。卫生经济学通过评估治疗方案，在有效保证护理安全的前提下，指导静脉治疗工具的选择，从而节约人力成本、提升效率，如对评估适合的病例早期采用耐高压PICC，既方便化学治疗，还可避免增强造影时反复穿刺留置针，节约穿刺耗时，提升成像质量和临床工作效率，节约费用。在卫生经济学的视角下，综合比较不同治疗工具的临床效果和成本，选择最佳护理实践。研究发现，使用安全针具比普通针具能极大减少针刺伤的发生，可节省大笔医疗费用。应用卫生经济学探讨分析发现，使用安全针具在没有增加总体卫生费用的前提下，帮助医务人员减少职业暴露，保障职业安全。

二、卫生经济学评价及研究方法

1. 常见的卫生经济学评价方法

在卫生经济学评价过程中，依据疾病或干预措施的产出测量单位不同，最常见的评价方法主要包括成本-效益分析（cost benefit analysis，CBA）、成本-效果分析（cost effectiveness analysis，CEA）、成本-效用分析（cost utility analysis，CUA）和最小成本分析（cost minimization analysis，CMA）。其中，成本-效益分析的投入和产出均以货币为单位进行估算和衡量，可以最为直观地对一个或多个干预措施（如医疗器械、行为干预等）的成本和产出进行识别、评估和比较，从而为决策者选择最具"性价比"的干预措施提供依据，也成为最常用的卫生经济学评价方法之一。

2. 预算影响分析

除了以上这些性价比研究方法，还有一种重要研究方法——预算影响分析（budget impact analysis，BIA），它是衡量一种技术或服务的引入对政府或机构资金预算影响的方法。BIA 作为性价比研究的补充，探讨基于现有的预算，能否承受备选方案的资金要求，是一种现实性的决策。这两者结合能形成一套完整的决策机制，即在预算可承受的前提下，追求最大化的性价比，从而使有限的资源能获得最多的产出。

BIA 主要适用于基于目前已有的预算进行评估，如引进一个新的医疗技术能否满足目前的资金要求，或者引进该医疗技术后会对现有预算造成多大的影响，从而合理地配置医疗资源。外周静脉留置针由于材质不同，功能和价格之间存在一定差异性，通过建立卫生经济学模型，综合评估外周静脉留置针的整体价值，在保证临床静脉治疗质量的基础上，有助于帮助临床选择最优外周静脉留置针，同时不增加或者是节约现有的预算。

3. 疾病经济负担研究

卫生经济学另一个重要研究领域是疾病经济负担的研究。通过研究疾病负担，寻找减轻负担的途径，并衡量卫生服务的投入产出，可以帮助医疗机构合理分配有限的医疗资源。静脉治疗作为临床常规的治疗手段，对其并发症的研究也可以借鉴疾病经济负担的研究方向，测算相关的成本及花费。疾病经济负担的测算包括直接经济负担、间接经济负担及无形经济负担。直接经济负担指防治疾病的直接医疗费用（诊断和治疗费用）和直接非医疗费用（包括疾病引起的交通费、住宿费、陪护费等）；间接经济负担主要是疾病带来的有效工作时间的减少和工作能力降低所带来的经济损失（包括误工费、损失的人力资本等）；而无形经济负担主要指患者及其亲属因疾病所遭受的痛苦、焦虑、悲伤等心理和社会功能的损失，但这部分通常难以用货币形式衡量。

疾病经济负担研究可帮助衡量疾病给社会、家庭、个人带来的经济损失，有助于人们正确认识健康投资的意义。同时疾病经济负担研究也是其他卫生经济学研究的基础，对疾病负担进行研究，可以理清哪些疾病会带来更大的健康损失和经济损失，从而引起重视并指导更进一步的研究。例如，医护人员因针刺伤而面临血源性病原体职业暴露的高风险，估算每个针刺伤成本及中国医护人员针刺伤疾病经济负担。具体研究方法如下：从社会角度出发，建立针刺伤疾病负担模型，包括针刺伤直接成本和间接成本。直接成本分为感染预防和感染治疗，间接成本包括血液传播感染导致医护人员及其家人的生产力损失。通过模型建立全面针刺伤预防战略，包括使用安全针和安全器具，有效降低医疗机构针刺伤的发生率，最终节约大量相关成本。

4. 决策分析模型

在卫生经济学研究中，当真实世界的研究由于成本、时间或伦理等客观条件的限制难以进行时，也经常会采用决策分析模型（如决策树模型、马尔科夫模型等）来进行经济学评价，是对决策推理过程的抽象。决策分析模型主要通过数学方法对长期疾病发生发展进行模拟，对其中的成本和健康产出进行推算，从而进行全面的经济学分析，来指导医疗决策。

三、卫生经济学在静脉治疗领域中的应用

近年来,卫生经济学研究成为医疗领域研究的热点,而国内与静脉治疗领域相关的卫生经济学研究仍然处于初期阶段,相关研究数量非常有限。开展静脉治疗领域相关的卫生经济研究,可以转化为学术成果,帮助静脉治疗护士进一步开拓科研方向,提升学术影响力。静脉治疗护理人员可以评估目前临床工作中的重点和难点,结合现有的医保政策与临床资料,从开展科内或者院内小型疾病经济负担研究或者成本-效益分析着手,逐步开展静脉治疗领域卫生经济学相关研究。例如,从经济学角度指导临床静脉治疗工具的应用,分别对外周静脉留置针、中心静脉导管的成本-效果进行比较,核算出护理人力、材料、设备折旧、作业、行政管理、科研教学等方面的总成本,统计医务人员置管前的准备工作(包括患者登记、知情同意、准备置管用物、铺无菌巾、消毒)时间、置管(包括局部麻醉、置管)时间、手术后相关管理(包括撤无菌巾、解释结果、书写病例、处理材料及清扫)时间,准确计算不同医务人员的工作时间及其所带来的人力成本。

1. PICC 输液技术的成本-效益分析

目前,由于成本-效益分析对效用指标的测量方法比较单一,因此,医护人员从患者角度选择中心静脉输液工具时应从治疗疗程时间、所需维护次数、每次维护的费用、导管材质、处理导管相关并发症费用、置管失败及重新置管费、患者往返维护所需交通餐饮住宿的费用,以及患者和陪护者的误工费,结合患者自身医保核报比例去测算,在患者可选择多种输液工具的前提下充分履行告知义务,尤其是异地就医患者的导管维护实施地点是否具备相应的资质,应当在患者置管前明确,制订个体化的导管置管维护方案。

2. PICC 输液技术的成本-效果分析

从医护人员及医疗设备的角度选择静脉输液工具,其成本-效果分析研究内容主要涉及置管场所及置管团队、置管设备。随着 PICC 置管辅助引导及定位技术的发展,越来越多置管辅助设备引入临床。随着超声设备引入 PICC 置管,研究者开始关注超声引导下 PICC 置管的成本-效果。研究表明,超声引导下 PICC 置管与传统盲穿相比具有更好的成本-效果。此外,如何选取全面、客观的 PICC 置管综合效果指标,其他置管辅助技术(如腔内心电图定位技术、Sherlock 3CG 尖端定位系统等)引导下行 PICC 置管的成本-效果分析还有待进一步研究。

综上所述,目前关于静脉输液技术经济学评价的文献数量较少,在经济学评价方法学上,多以成本分析为主;在研究内容上,主要集中在单项成本核算、不同静脉导管类型输液技术的比较、置管设备的比较,少量研究关注静脉输液技术的成本-效果分析;在研究质量上,现有研究的成本构成不全面,效果指标选取存在较大的变异性,方法学质量低下。由于置管人员的培训周期、培训机构及继续教育培训成本方面均有较大差异性,因此,护理应根据自身专业特点及人员储备条件,通过各级各类培训方法,科学、规范、合理应用卫生经济学为患者选择输液工具,以保证输液安全,促进专业发展。

(卫建宁 吴胜菊 王彩芳)

附　　录

附录一　常用静脉治疗高危药品目录

常用静脉治疗高危药品目录见附表1-1。

附表1-1　常用静脉治疗高危药品的目录

类别	药物名称	pH	渗透压/(mOsm·L^{-1})	危险度	中心静脉通道	备注
液体类	5%碳酸氢钠	7.5~8.5	1 190	高度危险	首选	原液滴注时
	50%葡萄糖	3.2~6.5	2 526	高度危险	首选	原液滴注时
	20%甘露醇	5.0~7.0	1 098	高度危险	首选	—
	肠外营养液	5.3~6.3	1 100~1 400	高度危险	首选	—
	右旋糖酐	5.2~6.5	2 000	高度危险	首选	—
	氨基酸	—	500	不同浓度渗透压不同	推荐	严密观察
	复方氨基酸双肽	—	800	高度危险	首选	—
	20%人血白蛋白	—	1 400	高度危险	推荐	—
	20%脂肪乳	8.0	273	—	推荐	—
	10%中/长链脂肪乳	6.5~8.8	272	—	推荐	—
阳离子类	葡萄糖酸钙	4.0~7.5	—	有外渗报道	推荐	—
	氯化钙注射液	4.5~6.5	—	有外渗报道	首选	严密观察
	3%氯化钠（浓钠）	4.5~7.0	1 030	高度危险	首选	—
	10%氯化钾	5.0	2 666	高度危险	按浓度选择	—

续附表 1-1

类别	药物名称	pH	渗透压/(mOsm·L^{-1})	危险度	中心静脉通道	备注
血管活性类	盐酸多巴胺	2.5～4.5	277	高度危险	首选	—
	盐酸多巴酚丁胺	2.5	280	高度危险	首选	—
	重酒石酸去甲肾上腺素	2.5～4.5	257～315	高度危险	首选	—
	盐酸肾上腺素	2.5～4.5	257～315	高度危险	首选	—
	盐酸异丙肾上腺素	2.5～4.5	—	高度危险	首选	—
	盐酸去氧肾上腺素	3.0～5.0	—	高度危险	首选	—
	重酒石酸间羟胺	3.0～4.0	—	高度危险	首选	—
	垂体后叶素	—	—	推荐	—	—
	硝普钠	5.0～7.0	—	—	推荐	—
	硝酸甘油	3.0～6.5	—	中度危险	推荐	—
	甲磺酸酚妥拉明	2.5～5.0	—	高度危险	首选	—
抗心律失常类	艾司洛尔	2.5～4.5	—	有外渗报道	首选	—
	胺碘酮	2.5～4.0	700～800	高度危险	首选	—
抗病毒类	阿昔洛韦	10.5～11.6	316	高度危险	首选	—
	更昔洛韦	11	320	高度危险	首选	—
抗生素类	夫西地酸钠	—	—	高度危险	首选	—
	环丙沙星	10	285	中度危险	推荐	—
	万古霉素	2.5～4.5	—	有外渗报道	首选	—
	多西环素	—	1.8	高度危险	首选	—
抗癫痫类	苯妥英钠	12	312	高度危险	首选	—
造影剂	碘海醇	6.5～7.8	700～800	高度危险	—	选择粗直的血管穿刺，并严密观察
正性肌力类	米力农注射液	2.8～3.5	—	高度危险	首选	—

续附表 1-1

类别	药物名称	pH	渗透压/(mOsm·L^{-1})	危险度	中心静脉通道	备注
镇静	丙泊酚注射液	6.0～8.5	—	有外渗报道（说明书）	首选	—
细胞毒性类药物	注射用盐酸尼莫司汀	3.0～4.5	—	—	首选	—
	注射用异环磷酰胺	4.5～6.5	—	—	首选	—
	注射用达卡巴嗪	2.5～4.5	—	—	首选	—
	氟尿嘧啶注射液	8.4～9.2	650	—	首选	—
	注射用盐酸吡柔比星	5.0～6.5	—	—	首选	—
	多柔比星	4.5～6.0	280	—	首选	—
	注射用硼替佐米	3.5～4.8	—	—	首选	—
	替加氟注射液	9.5～10.5	—	—	首选	—
	注射用放线菌素 D	5.5～7.5	—	—	首选	—
	注射用盐酸伊立替康	3.0～4.0	—	—	首选	—
	多西他赛注射液	2.7～3.3	—	—	首选	—
	高三尖杉酯碱注射液	3.5～5.5	—	—	首选	—
	重酒石酸长春瑞滨注射液	3.0～4.5	—	—	首选	—
	注射用硫酸长春新碱	4.0～6.5	610	—	首选	—
	注射用硫酸长春地辛	3.5～5.5	—	—	首选	—
	氨甲蝶呤注射液	7.0～9.0	—	—	首选	—
	阿糖胞苷	4.0～6.0	—	—	首选	—
	注射用盐酸吉西他滨	2.7～3.3	—	—	首选	—
	注射用磷酸氟达拉滨	7.2～8.2	—	—	首选	—
	注射用两性霉素 B	7.2～8.0	—	—	首选	—
	顺铂	4.5～6.0	300	—	首选	—
	注射用卡铂	5.0～7.0	—	—	首选	—
	注射用洛铂	—	—	—	首选	—
	注射用奈达铂	6.0～7.5	—	—	首选	—
	注射用盐酸柔红霉素	4.5～7.0	—	—	首选	—
	注射用紫杉醇脂质体	5.4～7.4	—	—	首选	—
	紫杉醇注射液	4.4～6.5	—	—	首选	—

续附表 1-1

类别	药物名称	pH	渗透压/($mOsm \cdot L^{-1}$)	危险度	中心静脉通道	备注
细胞毒性类药物	盐酸米托蒽醌注射液	3.0～5.5	—	—	首选	—
	注射用盐酸平阳霉素	4.5～6.0	—	—	首选	—
	丝裂霉素	6.0～8.0	—	—	首选	—
	利妥昔单抗注射液	—	—	—	首选	—
	注射用盐酸博莱霉素	4.5～6.0	—	—	首选	—
	注射用培美曲塞二钠	6.6～7.8	—	—	首选	—
	替尼泊苷注射液	—	—	—	首选	—
	依托泊苷注射液	3.0～4.0	—	—	首选	—

注：（1）以上 pH 均为药物或溶媒在未混合前的自身 pH。pH＜5.0 为强酸性，pH＞9.0 为强碱性。液体的 pH 在 6～8 时对静脉影响较小。

（2）渗透压大于 600 mOsm/L 为高度危险。2016 INS 指南要求：持续静脉输注发疱剂、肠外营养或渗透压大于 900 mOsm/L 的药物时，不可使用外周静脉导管和中等长度导管。

（3）目前有药物外渗报道，首选中心静脉通路；推荐为滴注时须严密观察不良反应。

（4）药物在不同溶液、不同量的溶液中渗透压可发生变化，也须多方考虑。

（范育英　李佳　陈利芬）

附录二　静脉治疗专科护理质量指标

（一）静脉炎发生率

静脉炎发生率包括 PVC 静脉炎发生率、MC 静脉炎发生率、PICC 静脉炎发生率、手臂式输液港（arm ports，AP）静脉炎发生率。

指标属性：计量单位。

结果指标：百分比。

指标定义：统计周期内某病区住院患者中新发现 PVC/MC/PICC/CVC/AP 静脉炎的例次数与住院患者使用同类型导管总数量（排除胸壁港）的比例。

计算方法：$\dfrac{\text{同期 PVC/MC/PICC/CVC/AP 静脉炎发生例数}}{\text{统计周期内同类型导管留置总数量}} \times 100\%$

指标意义：静脉炎是临床静脉治疗的常见并发症，多数静脉炎可通过预防措施而避免发生，及时观察、评估患者静脉导管穿刺处及周围皮肤是重要且有效的预防措施之一。若不及时处理，可能出现条索状静脉，甚至有脓液流出。因此，将静脉炎发生率作为护理质量指标进行监测，有助于提高临床护理人员的重视程度，预防静脉治疗相关静脉炎的发生，早期正确诊断、分级，根据皮肤损害的严重程度，给予相应的治疗护理。

质控目标：逐步降低静脉炎发生率。

> **相关链接**
>
> 静脉炎：由于物理、化学、生物因素等对血管内壁的刺激而导致血管壁出现炎症反应。
>
> 症状和体征：疼痛/触痛、红斑、发热、肿胀、硬化、化脓或者可触及静脉条索。静脉炎可分为5级。
>
> 0级：没有症状。
>
> 1级：穿刺部位发红，伴或不伴疼痛。
>
> 2级：穿刺部位疼痛，伴发红和/或水肿。
>
> 3级：穿刺部位疼痛伴发红，条索状物形成，可触摸到条索状的静脉。
>
> 4级：穿刺部位疼痛伴有发红疼痛，条索状物形成，可触摸到条索状的静脉，长度大于2.5 cm，脓液流出。
>
> 包含：导管拔除后48小时内置管部位周围发生的静脉炎。
>
> 排除：胸壁港。

（二）外渗发生率

PVC外渗发生率、MC外渗发生率、中心血管通路装置外渗发生率。

定义：统计周期内某病区住院患者中新发生PVC/MC/PICC/CVC/PORT外渗的例次数与同期病区通过同类型导管为住院患者输注可引起外渗药物总例次数的比例。

公式：$\dfrac{\text{同期 PVC/MC/PICC/CVC/PORT 外渗的例次数}}{\text{统计周期内通过同类型导管输注可引起外渗药物的总例次数}} \times 100\%$

意义：药物外渗是静脉治疗严重的并发症之一，可导致局部组织坏死，溃疡可深及肌腱及关节，造成功能丧失。例如，抗肿瘤药物渗入皮下，可使细胞直接中毒而死亡。护士对静脉和输液工具的选择、操作技术高低等因素会影响药物外渗发生率，因此将外渗发生率作为护理质量指标进行监测，提高临床护理人员的重视程度，预防外渗的发生。

> **相关链接**
>
> 外渗：静脉输液过程中，输入的腐蚀性药液进入静脉血管以外的周围组织。常见引起外渗的药物为：①细胞毒性药物（抗肿瘤药物）；②强酸性药物（pH<5）、强碱性药物（pH>9）；③高渗性药物（>600 mOsm/L）；④阳离子溶液；⑤血管活性药物；⑥全肠外营养液。
>
> 临床症状（世界卫生组织将抗肿瘤药物外渗导致的皮肤损伤分为3期）：
>
> Ⅰ期（局部组织炎性反应期）：皮肤红斑、肿胀、发热、刺痛，无水疱和坏死。
>
> Ⅱ期（静脉炎性反应期）：局部皮下组织出血或水疱形成，水疱破溃、组织苍

白形成浅表溃疡；沿静脉走向肿胀发红，淋巴结肿大。

Ⅲ期（组织坏死期）：局部皮肤变性坏死、黑痂、深部溃疡，肌腱、血管、神经外露或伴感染。

包含：当同时通过 N 个静脉通路为一位患者输注腐蚀性药液，分母记为 N。

（三）渗出发生率

PVC 渗出发生率、MC 渗出发生率、中心血管通路装置渗出发生率。

定义：统计周期内某病区住院患者中新发生 PVC/MC/中心血管通路装置渗出的例次数与同期病区通过同类型导管为住院患者输注非腐蚀性药液总例次数的比例。

公式：$\dfrac{\text{同期 PVC/MC/中心血管通路装置渗出的例次数}}{\text{统计周期内通过同类型导管输注非腐蚀性药液的总例次数}} \times 100\%$

意义：导致药物渗出的因素来自多方面，将渗出发生率作为护理质量指标进行监测，分析相关影响因素，制订对策，防止或早期发现药物渗出，减轻患者的痛苦，提升护理质量。

相关链接

渗出：指静脉输液过程中，输入的非腐蚀性药液进入静脉血管以外的周围组织。易引起渗出的药有：细胞毒性药、强酸性溶液（pH<5）、强碱性溶液（pH>9）、高渗性溶液（大于 600 mOsm/L）、阳离子溶液、血管活性药和胃肠外营养液。渗出可分为 5 级：

0 级：无症状。

1 级：皮肤发白，水肿范围的最大直径小于 2.5 cm。

2 级：皮肤发白，皮肤水肿最大直径为 2.5～15 cm。

3 级：皮肤发白，半透明状，水肿范围的最大直径大于 15 cm，皮肤发凉，轻至中度疼痛。

4 级：皮肤发白、半透明状，皮肤紧绷、有渗出；可见凹陷性水肿，肤色改变有瘀斑，肿胀，范围最小处直径大于 15 cm，循环障碍，中至重度疼痛。

包含：当同时通过 N 个静脉通路为一位患者输注非腐蚀性药液，分母记为 N。

（四）静脉导管堵管发生率

静脉导管堵管发生率包括 PVC 堵管率、MC 堵管率、PICC 堵管率、CVC 堵管率、PORT 堵管率。

定义：统计周期内某病区住院患者中新发生 PVC/MC/PICC/CVC/PORT 堵管例次数与同期病区同类型导管留置总天数的比例。

公式：$\dfrac{\text{同期 PVC/MC/PICC/CVC/PORT 堵管的例次数}}{\text{统计周期内同类型导管留置总天数}} \times 1\,000\text{‰}$

意义：在危重患者的治疗中，留置静脉导管，尤其是 CVC 等起着至关重要的作用。导管堵塞后会引起输液的中断、溶栓治疗、导管移除和增加导管相关性血流感染的风险。由于堵管导致的非计划性拔管不仅增加了患者的痛苦，还增加了医疗费用支出，因此将堵管发生率作为护理质量指标进行监测，预防堵管的发生，寻找相关影响因素，降低堵管发生率，延长静脉导管留置时间具有十分重要的意义。

> **相关链接**
>
> 导管堵塞：指血管内的导管部分或完全堵塞，导致液体或药液输注受阻或受限，包括部分和完全堵管。
>
> 堵管原因：机械性、药物性、血栓性（包括导管回抽时抽出条状血凝块、拔管时发现导管腔内或外壁血凝块形成）。
>
> 部分堵管：回抽无回血或回血较慢，输入液体较前变慢，冲管有阻力且冲管后无改善。
>
> 完全堵管：回抽无回血，冲管阻力大，完全不能输入液体。
>
> 分母说明：同类型导管留置总天数，即统计周期内的每天零点某病区住院患者使用 PVC/MC/PICC/CVC/PORT 的数量之和。

（五）导管相关深静脉血栓发生率

导管相关深静脉血栓发生率包括 MC 深静脉血栓发生率、PICC 深静脉血栓发生率、CVC 深静脉血栓发生率、PORT 深静脉血栓发生率。

定义：统计周期内某病区住院患者中新发生 MC/PICC/CVC/PORT 相关深静脉血栓的例次数与同期病区住院患者同类型导管留置总数量的比例。

公式：$\dfrac{\text{同期 MC/PICC/CVC/PORT 发生深静脉血栓的例次数}}{\text{统计周期内同类型导管留置总数量}} \times 100\%$

意义：与输液导管相关的血栓形成是严重影响静脉导管安全应用的主要原因之一。血栓形成不仅增加患者的治疗风险和医疗费用，血栓脱落还可能危及患者生命。因此，将导管相关深静脉血栓发生率作为护理质量指标进行监测，及时发现相关血栓的发生，及时处理，对保证患者安全具有重要意义。

> **相关链接**
>
> 导管相关深静脉血栓：指 MC/PICC/CVC/PORT 插入后，经超声、静脉造影术、CT 检查发现置管侧上肢/下肢的肱静脉、腋静脉、锁骨下静脉、颈内静脉、头臂静脉、股静脉等深静脉形成血栓。
>
> 临床症状：多表现为置管侧上肢/下肢的肿胀、不适、红斑，以及肢体外周静脉血，还有浅静脉扩张、呼吸困难、低热或上腔静脉压迫综合征，但多数无临床症状。
>
> 排除：导管外壁或管腔内形成血凝块，无症状血栓。

（六）导管相关性血流感染发生率

导管相关性血流感染发生率包括 PVC 相关性血流感染发生率、MC 相关性血流感染发生率、PICC 相关性血流感染发生率。

定义：统计周期内某病区住院患者中新发生 PVC/MC/PICC/CVC/PORT 相关性血流

感染的例次数与同类型导管留置总天数的比例。

公式：$\dfrac{\text{同期 PVC/MC/PICC/CVC/PORT 相关性血流感染的例次数}}{\text{统计周期内同类型导管留置总天数}} \times 1\,000‰$

意义：导管相关性血流感染是静脉治疗最严重的并发症之一。导管相关性血流感染不仅使患者住院时间长、花费多，且病死率也增加。将导管相关血流感染发生率作为护理质量指标进行监测，提高护士对血流感染症状的识别能力与意识，通过对结果质量的把控，反馈对导管维护和使用过程质量的控制，以不断促进静脉导管相关性血流感染护理质量的持续改进。

> **相关链接**
>
> 导管相关性血流感染：是指留置血管导管期间及拔除血管导管后 48 小时内发生的原发性、且与其他部位感染无关的血流感染。
>
> 症状：除局部出现红、肿、热、痛、渗出等炎症表现外，还会出现发热（高于 38 ℃）、寒战或低血压等全身感染表现。
>
> 实验室微生物学检查结果：外周静脉血培养细菌或真菌阳性，或从导管尖端和外周血培养出相同种类、相同药敏结果的致病菌。

（七）静脉导管非计划性拔管发生率

静脉导管非计划性拔管发生率包括 MC 非计划性拔管发生率、PICC 非计划性拔管发生率、CVC 非计划性拔管发生率、PORT 非计划性拔管发生率。

定义：统计周期内，某病区住院患者中新发现 MC/PICC/CVC/PORT 非计划性拔管的例次数与同期病区留置同类型导管总天数的比例。

公式：$\dfrac{\text{同期 MC/PICC/CVC/PORT 非计划性拔管的例次数}}{\text{统计周期内同类型导管留置总天数}} \times 1\,000‰$

意义：非计划性拔管导致患者反复穿刺，增加其痛苦及经济费用，还可能影响患者抢救。将静脉导管非计划性拔管发生率作为护理质量指标进行监测，降低导管非计划性拔管的发生，以确保护理质量和患者安全，提升患者满意度。

> **相关链接**
>
> 非计划性拔管：指患者有意或任何意外导致的拔管，即非诊疗计划范畴内的拔管。因各种因素（人为因素或并发症）导致导管留置时间未达到预期要求，不得不提前拔除导管。
>
> 通常包含以下情况：①未经医护人员同意患者自行拔除导管；②各种因素导致的导管完全滑脱体外，或体内部分导管长度达到拔管要求（当导管滑脱时，若尖端从中心静脉移位至外周，没有完全脱出体外，能做外周管使用，但不能作中心通路，则也纳入）；③因导管质量问题（导管损伤）、导管堵塞及导管相关感染等并发症需要提前拔除导管。同一患者在同一次住院期间可能发生 N 次非计划拔除导管，分子计为 N 次。

> **相关链接**
>
> 排除：①导管留置时间达到上限，拔除或更换；②非住院患者，如门诊或急诊抢救患者的拔管；③医生根据患者病情转归程度，判断达到拔除导管指征，医嘱拔除。

（陈利芬　李雅清　冯海茹）

参 考 文 献

[1] 包满珍，邰安婷．PICC 置管患者出院后并发症的原因分析及对策［J］．护理学报，2013，20（8B）：58－60．

[2] 蔡虻，高凤莉．导管相关感染防控最佳护理实践专家共识［M］．北京：人民卫生出版社，2018．

[3] 车恒英，陶娟，吴俊，等．专业静脉治疗团队在静脉治疗质量持续改进中的实践研究［J］．齐齐哈尔医学院学报，2020，41（15）：1967－1970．

[4] 陈爱萍，孙红，姚莉，等．持续质量改进在护理质量管理中的应用［J］．中华护理杂志，2005（2）：47－48．

[5] 陈国英，谢兴，覃艳．病房静脉治疗工作的组织方式和管理现状［J］．护理实践与研究，2018，15（7）：28－30．

[6] 陈海婷，岳利群，陈汝文，等．以专科服务小组为主导的"互联网＋护理服务"模式构建与实践［J］．护理学报，2020，27（4）：7－10．

[7] 陈煌，邓小玲，李秋燕，等．住院病人非计划性拔管风险评估体系的构建［J］．护理研究，2019，33（14）：2404－2409．

[8] 陈建伟，韩立海，孙吉花，等．医务人员血源性职业暴露危险因素的预防［J］．中华医院感染学杂志，2015，25（8）：1909－1911．

[9] 陈利芬，徐朝艳．静脉治疗专科护理手册［M］．广州：中山大学出版社，2019．

[10] 成芳，傅麒宁，何佩仪，等．输液导管相关静脉血栓形成防治中国专家共识（2020 版）［J］．中国实用外科杂志，2020，40（4）：380－381．

[11] 崔灵灵，潘爱红，戴玲．静脉治疗专业小组在静脉输液持续质量改进中的实践［J］．护理学报，2016，23（21）：42－45．

[12] 邓燕，吴畏．胃肠外营养液的配置管理与注意事项［J］．中国药业，2013，22（23）：56－57．

[13] 段迎，李俊英．国内 PICC 患者健康教育的研究现状及进展［J］．肿瘤预防与治疗，2012，25（6）：407－411．

[14] 冯丽娟，童瑾，汪晖，等．德国医院静脉治疗护理管理介绍［J］．护理学杂志，2016，31（11）：98－100．

[15] 冯萍，吴晓玲，唐英，等．PICC 护理电子文书的设计与应用［J］．护理研究，2012，26（20）：1894－1895．

[16] 伏丽娟．静脉输液中防范微粒的研究进展［J］．护理实践与研究，2011，24（8）：109－110．

[17] 高连娣，陈静，刘怡林，等．抗击新型冠状病毒肺炎护理人员自我防护培训方案建立与实践［J］．解放军护理杂志，2020，37（3）：10－12，15．

[18] 高姝华．供应室护理组织管理模式的调整［J］．中国卫生产业，2013，10（36）：43，45．

[19] 高岩. 消毒隔离技术在临床护理中的应用［J］. 中国消毒学杂志，2014，31（2）：165-167.

[20] 葛晓霞，张兰凤，钱玉兰. 肿瘤内科 PICC 导管非计划性拔管的危险因素分析［J］. 护理管理杂志，2016，50（4）：284-285.

[21] 广东省卫生健康委员会，广东省市场监督管理局，广东省医疗保障局，等. 广东省卫生健康委员会 广东省市场监督管理局 广东省医疗保障局 广东省中医药局关于印发《广东省开展"互联网+护理服务"试点工作实施方案》的通知［EB/OL］.［2023-10-16］. https：//wsjkw. gd. gov. cn/zwyw_bmwj/content/post_2268434. html.

[22] 郭俊艳，魏畅，张黎明，等. 临床护理新技术准入评估指标体系构建［J］. 中国护理管理，2010，10（4）：43-45.

[23] 中华人民共和国国家卫生健康委员会. 医务人员手卫生规范：WS/T 313—2019［S/OL］.［2023-10-16］. http：//www. nhc. gov. cn/wjw/s9496/202002/dbd143c44abd4de8b59a235feef7d75e/files/6a3e2bf3d82b4ee8a718dbfc3cde8338. pdf.

[24] 中华人民共和国国家卫生和计划生育委员会. 病区医院感染管理规范：WS/T 510—2016［S/OL］.［2023-10-19］. https：//niha. org. cn/prod-api/web/institution/expert/15.

[25] 中华人民共和国卫生部. 医疗机构消毒技术规范：WS/T 367—2012［S/OL］.［2023-10-16］. http：//www. nhc. gov. cn/zwgkzt/s9496/201204/54510/files/2c7560199b9d42d7b4fce28eed1b7be0. PDF.

[26] 中华人民共和国国家卫生健康委员会. 医院隔离技术标准：WS/T 311-2023［S/OL］.［2024-03-19］. http：//www. nhc. gov. cn/wjw/s9496/202309/73a9419d13fa46e9975bdb2472837ade/files/2fc7ef4570c44209b54ec2a4f72eafa7. pdf.

[27] 中华人民共和国国家质量监督检验检疫总局. 医院消毒卫生标准：GB 15982—2012［S/OL］.［2023-11-16］. http：//www. nhc. gov. cn/ewebeditor/uploadfile/2014/10/20141029163321351. pdf.

[28] 国家卫生健康委办公厅. 新型冠状病毒感染的肺炎防控中常见医用防护用品使用范围指引（试行）［J］. 中国护理管理，2020，20（2）：164.

[29] 中华人民共和国国家卫生健康委员会. 护理专业医疗质量控制指标（2020年版）［EB/OL］.［2024-01-08］ https：//www. gov. cn/zhengce/zhengceku/2020-08/05/5532636/files/f196b2d536ec4180a33830944e1b0a0b. pdf.

[30] 中华人民共和国国家卫生健康委员会. 血管导管相关感染预防与控制指南（2021版）［EB/OL］.［2023-10-19］ http：//www. nhc. gov. cn/yzygj/s7659/202103/dad04cf7992e472d9de1fe6847797e49/files/e2b49e72f2484d7f9d3e8b9c2f6d261c. pdf.

[31] 胡必杰，刘荣辉，陈玉平. 中央导管相关血流感染预防与控制最佳实践［M］. 上海：上海科学技术出版社，2012.

[32] 胡君娥，吕万丽，陈道菊，等. PICC 置管并发症的原因分析及处理对策［J］. 护士进修杂志，2007，22（6）：554-555.

［33］胡飘萍，刘威，曹嘉，等．临床输血评估评价全程闭环智能构建及其应用［J］．中国输血杂志，2017，30（1）：5-8．

［34］虎洁婷．9种敷料预防PICC穿刺点渗血效果的网状Meta分析［J］．护理研究，2021，35（2）：231-238．

［35］黄石群，胡敏芝，谢燕芬．PICC护理记录中存在的潜在性法律问题与对策［J］．解放军护理杂志，2010，27（15）：1184，1192．

［36］纪翠红，徐飞华，潘珊，等．静脉治疗安全文化评价指标体系的构建［J］．现代临床护理，2016，15（6）：59-63．

［37］贾宏，范爱飞，王凤卿，等．肿瘤化疗患者PICC非正常拔管原因分析及护理对策［J］．中国实用护理杂志，2010，26（4）：35-37．

［38］江艳芳，王娜，张淑红．基于横断面调研持续改进静脉治疗质量对合理选择输液工具的影响［J］．全科护理，2020，18（29）：4024-4026．

［39］金环，喻姣花，王玉梅．非计划性拔管中行为形成因子与人为差错的定性分析［J］．护理学杂志，2018，33（4）：52-54．

［40］李冬梅．医学PICC护理质量评价指标体系研究［D］．上海：第二军医大学，2012．

［41］李红梅，何江，冯宁，等．输血信息管理系统在临床安全输血管理中的应用［J］．现代医药卫生，2015，31（2）：308-309．

［42］李兰娟，任红．传染病学［M］．9版．北京：人民卫生出版社，2018．

［43］李黎，张燕，陈月香．分阶段健康教育路径单在PICC置管患者中的应用效果研究［J］．中国实用护理杂志，2018，34（1）：38-41．

［44］李武平．医院感染管理手册［M］．西安：第四军医大学出版社，2008．

［45］李小寒，尚少梅．基础护理学［M］．6版．北京：人民卫生出版社，2017．

［46］李鑫，秦月兰，胡婉琴，等．三级医院护士开展"互联网+护理服务"意愿及需求的质性研究［J］．护理学杂志，2019，34（20）：61-64．

［47］李樱，黄艳，许芮嘉，等．以医院为主体的"互联网+护理服务"模式在出院患者延续护理中的应用［J］．中国临床护理，2019，11（3）：185-188．

［48］梁新蕊，张玲娟，曹洁，等．临床专科护士专职化岗位管理的现状与思考［J］．中华护理杂志，2013，48（2）：187-189．

［49］林洁如．"网约护士"获官宣，"上门"难在哪［J］．新产经，2019（3）：71-73．

［50］林琴，袁忠，夏开萍，等．湖南省二级及以上级别医院静脉输液治疗与管理现况调查［J］．中华现代护理杂志，2019，25（29）：3721-3727．

［51］刘恒旸，王静成，金晓红．信息系统在护理安全输血规范管理中的应用［J］．临床输血与检验，2018，20（4）：442-445．

［52］刘莉，李任萍．肿瘤患者PICC置管的健康教育［J］．护士进修杂志，2008，23（3）：219-220．

［53］刘宪军，王玉玲，裴振峨．肠外营养的并发症及安全应用探索［J］．临床药物治

疗杂志，2010，8（5）：42-45.

[54] 卢根娣，杨亚娟. 静脉输液质量控制指南［M］. 上海：第二军医大学出版社，2015.

[55] 罗秀娟，谢佩珠，程彩萍，等. 以专科护士为主导的项目管理在静脉治疗质量控制中的应用效果研究［J］. 护理管理杂志，2017，17（6）：415-417.

[56] 马红霞，张淑红，吴晶晶，等. 基于横断面调研改进静脉治疗质量对选择输液工具的影响［J］. 齐鲁护理杂志，2020，26（9）：131-134.

[57] 马坚，胡必杰. 导管相关性血流感染的预防控制指南［J］. 中华医院感染学杂志，2011，21（12）：2648-2650.

[58] 马怡怡. 上海市某区公立医院消毒管理现状及对策研究［D］. 上海：复旦大学，2009.

[59] 么莉，冯志仙，朱宗蓝，等. 护理敏感质量指标实用手册［M］. 北京：人民卫生出版社，2016.

[60] 么莉. 护理敏感质量指标监测基本数据集实施指南（2018版）［M］. 北京：人民卫生出版社，2018.

[61] 聂圣肖，王蕾，孙红. 743家医院静脉治疗质量管理现状调查［J］. 中华现代护理杂志，2020，26（36）：5017-5022.

[62] 聂圣肖，赵瑾，孙红. 我国226所二三级医院专科护士使用情况的调查［J］. 中华护理杂志，2019，54（11）：1677-1682.

[63] 彭刚艺，陈伟菊. 护理管理工作规范［M］. 4版. 广州：广东科技出版社，2012.

[64] 彭刚艺，刘雪琴. 临床护理技术规范（基础篇）［M］. 2版. 广州：广东科技出版社，2013.

[65] 盛莉，王丽芹，谭丽岩. 分层量化考评管理在静脉治疗质量管理中的应用效果［J］. 中华现代护理杂志，2020，26（6）：806-810.

[66] 史广玲，刘夕珍. 分指握力球预防ICU患者非计划性拔管的效果评价［J］. 中华护理杂志，2018，53（2）：199-201.

[67] 孙红，陈利芬，郭彩霞，等. 临床静脉导管维护操作专家共识［J］. 中华护理杂志，2019，54（9）：1334-1342.

[68] 孙红. 静脉治疗护理实践研究进展［J］. 中国护理管理，2016，16（6）：723-728.

[69] 田敏，刘峰，陶俊荣，等. 影响患者安全的护理组织因素及其权重分析［J］. 中华护理杂志，2014，49（6）：696-699.

[70] 王斌. 病理学与病理生理学［M］. 6版. 北京：人民卫生出版社，2009.

[71] 王海剑，顾艳. 高危药品安全管理实践［J］. 中国卫生质量管理，2015，4（22）：39-41.

[72] 王建荣. 输液治疗护理实践［M］. 北京：人民军医出版社，2011.

[73] 王建荣. 输液治疗护理实践指南与实施细则［M］. 北京：人民军医出版

社，2009.

[74] 王丽芹，张俊红，盛莉. 护理不良事件防范手册［M］. 北京：人民军医出版社，2015.

[75] 王晓伟，何冰娟. 护理不良事件管理与案例分析［M］. 北京：中国医药科技出版社，2017.

[76] 王鑫鑫，王霜霜，贾彦楠，等. 基于欣赏式探询构建护理组织管理新模式的研究进展［J］. 中国护理管理，2020，20（5）：760-763.

[77] 中华人民共和国卫生部. 多重耐药菌医院感染预防与控制技术指南（试行）［J］. 中国危重病急救医学，2011，23（2）：1.

[78] 中华人民共和国卫生部. 血源性病原体职业接触防护导则：GBZ/T 213—2008［S/OL］.［2023-12-08］. http://www.nhc.gov.cn/zwgkzt/pyl/200909/42930/files/f3beee0e56424ad1b7f5d09380155e73.pdf.

[79] 魏苏艳，王晓凤. 结构化电子病历在压疮管理中的应用［J］. 护理学杂志，2013（6）：12-14.

[80] 文进，曾锐，徐才刚，等. 华西医院抗击新型冠状病毒肺炎疫情的十大管理举措［J］. 中国循证医学杂志，2020，20（3）：365-368.

[81] 吴超群，黄青青. SWOT分析法在PICC置管患者院外健康教育中的应用［J］. 护理与康复，2017，16（2）：182-185.

[82] 吴冬冰，张丙忠，陈岱佳，等. PICC带管出院并发症原因分析及护理对策［J］. 中国现代药物应用，2008，22（2）：96-97.

[83] 吴娟，张桂芳，王丽，等. 降低中心静脉导管脱管率的品管圈实践［J］. 重庆医学，2015，44（15）：2150-2151.

[84] 吴伟勤，陈利芬，周雪梅，等. 护士对中心静脉导管非计划性拔管知信行的调查研究［J］. 中华护理杂志. 2017，52（4）：454-457.

[85] 吴晓燕，史世俊，李桂玲，等. 医务人员血源性传染病职业暴露调查分析［J］. 中国病原生物学杂志，2016，11（11）：1043-1044.

[86] 吴欣娟. 规范护理行为 保障患者安全：静脉治疗进展及行业标准编制［C］. 全国静脉输液治疗护理学术交流会议论文汇编. 2012.

[87] 吴玉芬，陈利芬. 静脉输液并发症预防及处理指引［M］. 北京：人民卫生出版社，2016.

[88] 吴玉芬，彭文涛，罗斌. 静脉输液治疗学［M］. 北京：人民卫生出版社，2012.

[89] 谢竟，刘丽萍，李兵娇. 质量与结果框架管理模式在静脉治疗护理管理中的应用效果［J］. 中华现代护理杂志，2018，24（27）：3332-3335.

[90] 徐波，耿翠芝. 肿瘤治疗血管通道安全指南［M］. 北京：中国协和医科大学出版社，2015.

[91] 许清. 全肠外营养液配制的注意事项［J］. 临床合理用药，2010，3（22）：97-98.

[92] 严明珠，马智勇，赵艳秋，等. 个案管理模式对肺癌化疗患者生活质量及自我感

受负担的影响［J］. 郑州大学学报（医学版），2018，53（2）：241-245.

［93］颜美琼，李全磊，陆箴琦，等. PICC 置管前评估的临床实践指南构建及 AGREE 评价［J］. 护理学杂志，2013，28（14）：1-5.

［94］杨华. 细胞毒性药物在配制和使用过程中存在的问题及相应对策分析［J］. 中西医结合心血管病杂志，2014，2（6）：189.

［95］杨靖华. 新冠肺炎疫情期间 PICC 护理门诊应急管理防控策略［J］. 江苏卫生事业管理，2020，31（8）：1004-1006.

［96］杨丽云，刘威，曹磊，等. 全程闭环智能信息化临床用血全面质量管理体系的构建［J］. 中国输血杂志，2017，30（2）：124-128.

［97］杨英，周建芳，何晓英. 质量管理工具在静脉治疗护理风险管理中的应用［J］. 吉林医学，2015，36（18）：4240-4242.

［98］杨玉英. 运用护理风险管理程序提高护理安全的体会［J］. 护理实践与研究，2013，10（4）：88-89.

［99］姚红，黄顺，于晓莉，等. 护理人员职业暴露的危险因素分析及对策［J］. 中华实验和临床感染病杂志，2017，11（3）：310-312.

［100］姚薇. PICC 网络维护平台在预防头颈部肿瘤病人非计划性拔管中的应用［J］. 护理研究，2019，33（24）：4337-4339.

［101］姚轶男. 护理组织氛围与护士创新行为的相关性研究［J］. 护理研究，2014，28（7）：824-825.

［102］叶传禹，孙亦晖，陈坚，等. 基于医疗安全的医院新技术管理［J］. 解放军医院管理杂志，2018，25（4）：311-313.

［103］于帅，黄用文，郭强，等. 临床输血智能化管理评估系统的优化与应用［J］. 中国输血杂志，2016，29（2）：213-216.

［104］余宏光. 基于创新导向，推进组织行为与人力资源管理［J］. 人力资源，2021（8）：38-39.

［105］余莲红，薛丛容. 静脉治疗的护理管理问题与处理研究［J］. 中国卫生产业，2018，15（25）：43-44.

［106］余琪，冯丽娟，沈蕾，等. 应对新型冠状病毒肺炎疫情中 PICC 置管的应急护理管理［J］. 护理研究，2020，34（5）：749-750.

［107］袁忠，李旭英，谌永毅，等. 多学科团队实施血管通道规范化管理的效果评价［J］. 护理学杂，2018，33（15）：40-43.

［108］詹彩玲，易汉娥. 健康教育在神经外科病人 PICC 围置管期的应用［J］. 中国临床神经外科杂志，2014，19（3）：184-185.

［109］张海燕，梁俊卿，吴晓英. 静脉治疗护理质量指标的研究现状［J］. 中国护理管理，2017，17（2）：153-156.

［110］张娟，宁晓东. 集束化护理策略在中心静脉导管置管患者中的应用［J］. 护理学报，2014，50（2）：17-20.

［111］张娟，吴蓓君. 标准化分段式中心静脉置管健康教育在淋巴瘤治疗间歇期患者

[112] 张普山，叶汉深，钟彩霞. 全程管理的临床输血信息管理系统的构建［J］. 中国输血杂志，2016，26（7）：677-678.

[113] 张晓华. 急诊科护理管理的探索与实践［J］. 中国误诊学杂志，2012，12（9）：2211.

[114] 张晓静，张会芝，李葆华. 非计划性拔管信息化管理系统的建立及应用研究［J］. 中华护理杂志，2018，53（11）：1360-1362.

[115] 章春芝，薛志芬，池亚丽，等. PICC在胸外科应用中被迫拔管情况与干预［J］. 中华护理杂志，2010，45（10）：931-932.

[116] 章春芝，杨宇英，王雅宁，等. 我院PICC专业委员会在PICC安全管理的职能研究［J］. 护士进修杂志，2012，27（5）：403-404.

[117] 赵树娟，覃惠英，郑晶. 广东省三级医院PICC置管护士相关知识认知及影响因素分析［J］. 护理学报，2011，18（12A）：12-16.

[118] 赵树娟. 广东省三级医院经外周静脉置入中心静脉导管（PICC）的应用现状的调查研究［D］，2010.

[119] 郑春华，吴贤翠. 腔内心电图技术定位PICC导管尖端位置的临床应用研究［J］. 护理研究，2016，30（33）：4208-4209.

[120] 中华人民共和国国家卫生和计划生育委员会. 医疗机构病历管理规定［EB/OL］.［2023-12-08］. https://www.gov.cn/gongbao/content/2014/content_2600084.htm.

[121] 中华人民共和国国家卫生和计划生育委员会. 电子病历应用管理规范（试行）［EB/OL］.［2023-12-08］. http://www.nhc.gov.cn/yzygj/s3593/201702/22bb2525318f496f846e8566754876a1.shtml.

[122] 中华人民共和国国家卫生健康委员会. 静脉治疗护理技术操作标准：WS/T 433-2023［S/OL］.［2023-12-08］. http://www.nhc.gov.cn/fzs/s7852d/202309/5a9febf13a91445a9b729900440951bc/files/cfbad8865a8440048016c30fd1c13799.pdf.

[123] 中华人民共和国国家卫生和计划生育委员会."互联网+护理服务"试点工作方案［EB/OL］.［2023-12-08］. https://www.gov.cn/zhengce/zhengceku/2019-10/08/content_5436955.htm.

[124] 中华人民共和国国家卫生和计划生育委员会. 病历书写基本规范［EB/OL］.［2023-12-08］. http://www.nhc.gov.cn/wjw/gfxwj/201304/1917f257cd774afa835cff168dc4ea41.shtm.

[125] 中华人民共和国国家卫生和计划生育委员会. 病历书写基本规范［EB/OL］.［2024-01-26］. http://www.nhc.gov.cn/wjw/gfxwj/201304/1917f257cd774afa835cff168dc4ea41.shtml.

[126] 中华人民共和国卫生部. 临床输血技术规范［S/OL］.［2023-12-08］. http://oss.gxzyy.com.cn/20190814/145657803.pdf.

[127] 中华人民共和国国家卫生健康委员会. 医疗机构临床用血管理办法［EB/OL］. ［2024-01-26］. http://www.nhc.gov.cn/wjw/c100022/202201/ef74cdc7a8684 462888f031588dec6dd/files/ea35e8f9c25d409d909ebd44ad27091b.pdf.

[128] 中华医学会重症医学分会. 血管内导管相关感染的预防与治疗指南（2007）［J］. 中国实用外科杂志, 2008, 28（6）: 413-421.

[129] 钟华荪, 张振路. 静脉输液治疗护理学［M］. 2版. 北京: 人民军医出版社, 2011.

[130] 钟华荪. 静脉输液治疗护理学［M］. 北京: 人民军医出版社, 2007.

[131] 周典, 刘心报. 医院新技术与新项目的管理［J］. 中华医院管理杂志, 2006 （22）: 217-219.

[132] 周娟, 赵连英, 薛文强. 静脉输液治疗团队在规范静脉输液治疗中的应用研究［J］. 护理管理杂志, 2020, 20（3）: 209-212.

[133] 周军. 追踪方法学在输血质量持续改进中的应用［J］. 中国卫生质量管理, 2019, 26（6）: 115-118.

[134] 周星华, 章军伟, 李薇薇. "互联网+护理服务"宁波模式服务体验［J］. 临床护理, 2020, 27（3）: 63-64.

[135] 朱大年, 王庭槐. 生理学［M］. 8版. 北京: 人民卫生出版社, 2013.

[136] 邹鹤娟, 李光辉. 血管内导管相关感染诊断和处理临床指南: 美国感染病学会2009年更新［J］. 中国感染与化疗杂志, 2010, 10（2）: 81-84.

[137] BOUZA C, GARCIA E, DIAZ M, et al. Unplanned extubation in orally intubated medical patients in the intensive care unit: a prospective cohort study［J］. Heart and lung: the journal of critical care, 36（4）: 270-276.

[138] CHEN W, DENG H, SHEN L, et al. A comprehensive intervention program on the long-term placement of peripherally inserted central venous catheters［J］. Journal of cancer research and therapeutics, 2014, 10（2）: 359-362.

[139] DA SILVA P S, FONSECA M C. Unplanned endotracheal extubations in the intensive care unit: systematic review, critical appraisal, and evidence-based recommendations ［J］. Anesthesia and analgesia, 2012, 114（5）: 1003.

[140] DA SILVA P S, REIS M E, AGUIAR V E, et al. Unplanned extubation in the Neonatal ICU: a systematic review, critical appraisal, and evidence-based recommendations ［J］. Respiratory care, 2013, 58（7）: 1237-1245.

[141] NICKEL B, GORSKI L, KLEIDON T, et al. Infusion therapy standards of practice ［J］. Journal of infusion nursing, 2024, 47（1S）: S1-S285.

[142] GORSKI LA, HADAWAY L, HAGLE M E, et al. Infusion therapy standards of practice［J］. Journal of infusion nursing, 2021, 44（1S）: S1-S224.

[143] JARVIS W R. Bennett & Brachman 医院感染［M］. 胡必杰, 陈文森, 高晓东, 等, 译. 上海: 上海科学技术出版社, 2016.